万修堂医案

——辨证论治十法验案实录

主编　赵法新

编委　（以姓氏笔画为序）

马　斌　王燕玲　陈明显

赵　军　赵木蓉　赵晓东

傅　睿

中国中医药出版社

·北　京·

图书在版编目（CIP）数据

万修堂医案：辨证论治十法验案实录／赵法新主编 . —北京：中国
中医药出版社，2020. 4
ISBN 978-7-5132-6019-0

Ⅰ . ①万… Ⅱ . ①赵… Ⅲ . ①医案—汇编—中国—现代 Ⅳ . ①R249. 7

中国版本图书馆 CIP 数据核字（2019）第 292699 号

中国中医药出版社出版

北京经济技术开发区科创十三街 31 号院二区 8 号楼
邮政编码　100176
传真　010-64405750
三河市同力彩印有限公司印刷
各地新华书店经销

开本 710×1000　1/16　印张 10　彩插 0.75　字数 168 千字
2020 年 4 月第 1 版　2020 年 4 月第 1 次印刷
书号　ISBN 978-7-5132-6019-0

定价　49.00 元
网址　www.cptcm.com

社 长 热 线　010-64405720
购 书 热 线　010-89535836
维 权 打 假　010-64405753

微信服务号　zgzyycbs
微商城网址　https：∥kdt.im∥LIdUGr
官 方 微 博　http：∥e.weibo.com∥cptcm
天猫旗舰店网址　https：∥zgzyycbs.tmall.com

如有印装质量问题请与本社出版部联系（010-64405510）

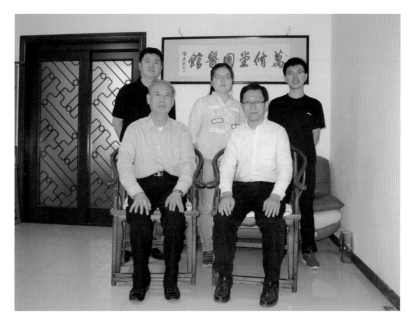

图1　部分编写人员合影。前排赵法新（左）、陈明显（右），

后排赵晓东（左）、傅睿（中）、马斌（右）

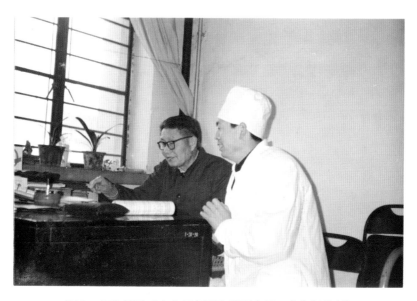

图2　师徒授受（左为恩师张海岑研究员，右为赵法新）

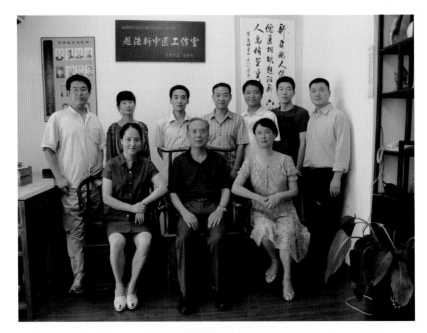

图 3　赵法新与徒弟们合影

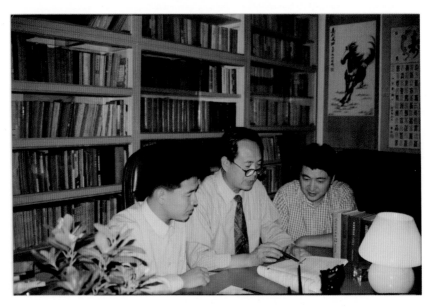

图 4　父子传承（中为赵法新，右为长子赵晓东，左为次子赵军）

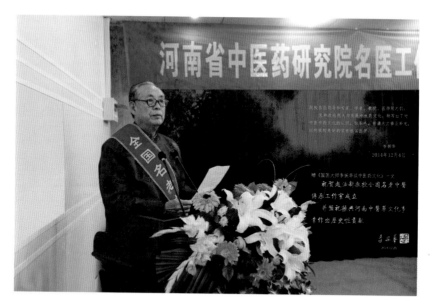

图 5　赵法新全国名老中医传承工作室成立

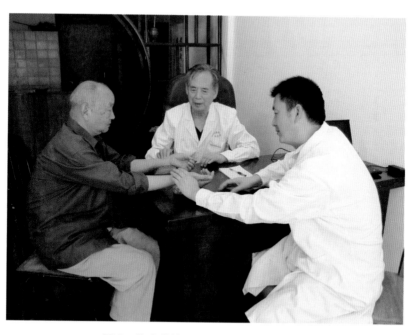

图 6　临床带徒（赵法新中，赵晓东右）

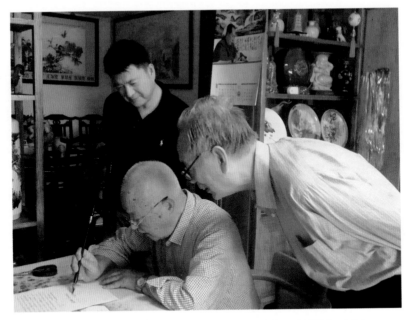

图 7　国医大师张磊教授（中）与赵法新（右）、赵晓东（左）

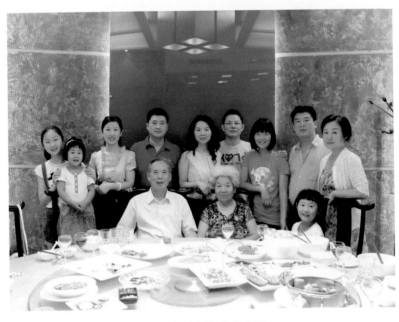

图 8　赵法新与家人合影

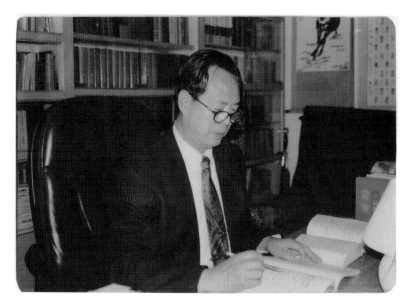

图 9　赵法新工作照

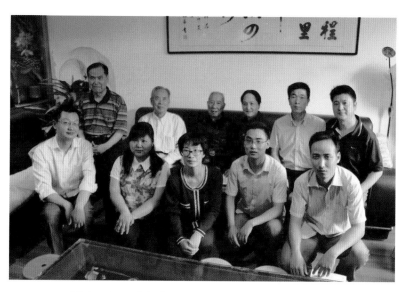

图 10　国医大师李振华给传承团队授课并合影留念

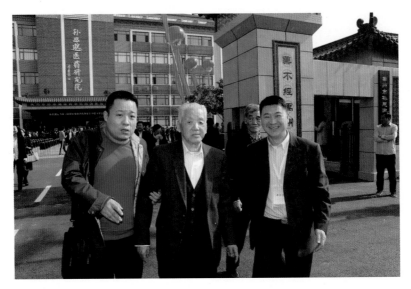

图 11　国医大师路志正（中）与万修堂第七代传人赵晓东（右）

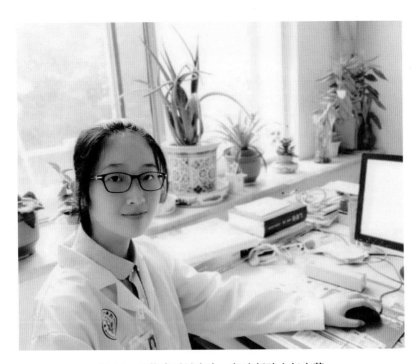

图 12　万修堂后继有人：赵法新孙女赵木蓉

作者简介

赵法新，1937年生，河南省新安县人，出身医门，是赵氏中医万修堂第六代传人。1958年参加卫生工作，并拜师学医；1960年到河南中医学院师承班学习。临证师承全国名医张海岑研究员，文献学师从全国著名中医文献学家马继兴、余瀛鳌研究员。为河南省中医药研究院主任中医师、第四批全国老中医药专家学术经验继承工作指导老师、硕士生导师。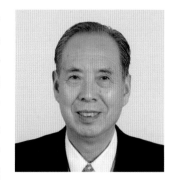

学术上遵从《黄帝内经》《难经》，崇仲景，尚东垣，法天士，融各家之长，以脾胃立论，擅治内外妇儿科杂病、温热时病及中医急症。创"辨治十法"，完善了辨证论治的全过程，且融入病案中，详论析、明方解、重按语，为规范中医病案书写做了有益尝试。获"密闭冷却回流陶瓷煎药壶""点穴助压器""小儿肛注器""药浴衣""覆脐袋"等9项国家实用新型专利证书和"胃康胶囊治疗胃脘痛的临床与实验研究"等7项科研成果奖。主编《中医文献学辞典》《乡村中医临证大全》《中医师承心悟》《万修堂中医八代传承》《赵法新积热病论治》《赵法新小方验方应用实录》等多部专著，参编著作多部，发表医学论文50余篇。

张　序

　　病历是诊疗文书档案，记录着一个完整病历诊治过程与结果，具有法律效力，古称诊籍，最早见于《史记·扁鹊仓公列传》中西汉名医淳于意的二十五病历。至清代，喻嘉言《寓意草》"议病式"是一份比较完整的病历格式，提出"先议病，后用药"的辨证论治法则。叶天士《临证指南医案》，理明词简，审证卓识，处方简洁，灵变中的，高效速效。以及后来诸多优秀医案著作，大都论析明晰，阐明关键疑点，示人以规矩，引人深思，徵信后人，影响深远，足资借鉴。

　　医案是由病历整理而来，更简明扼要，理性化，条理化，理法方药环环相扣，是理论与实践完美结合的范例，且经实践检验过的鲜活实例，可信度高，故可成为医学文献和学术经验的载体。所以，有"好病案是本书"之说。正是章太炎"读医不如读案"之真谛，令读者有"鱼与熊掌兼得之感"。

　　赵法新教授是赵氏中医"万修堂"第六代传人、全国第四批老中医药专家学术经验继承工作指导老师、硕士生导师、全国名老中医传承工作室建设项目导师。他承家学，拜名师，读高校，是新中国"院校师承合一"模式培养的新一代中医，故对师承情有独钟，当徒当师，桃李城乡。读经典，做临床，勤思维，善总结，学验俱丰。颇多创新思维，提出"辨证论治十法"且融入医案中，将病历归纳为十大要素，诊疗有序，诠释"辨证论治"全过程，积累了大量病案，为发展中医积累了翔实的资料。进一步总结、提炼、升华，寻找规律，继承创新，硕果累累。为此，率弟子从中选编《万修堂医案——辨证论治十法验案实录》，诚心传承授之于渔。案首以七言标题概括主旨，一目了然。诚此为规范现代中医病案书写，做了有益尝试。相信本书的出版，对中医临床辨证论治，将有极大的推进作用。予欣然为之写序。

最后奉诗一首，再表敬意：

六代传人法更新，
德高望重术求真。
万修医案理明晰，
读后方知连璧珍。

九十叟　张　磊
二千一十九年　农历己亥年

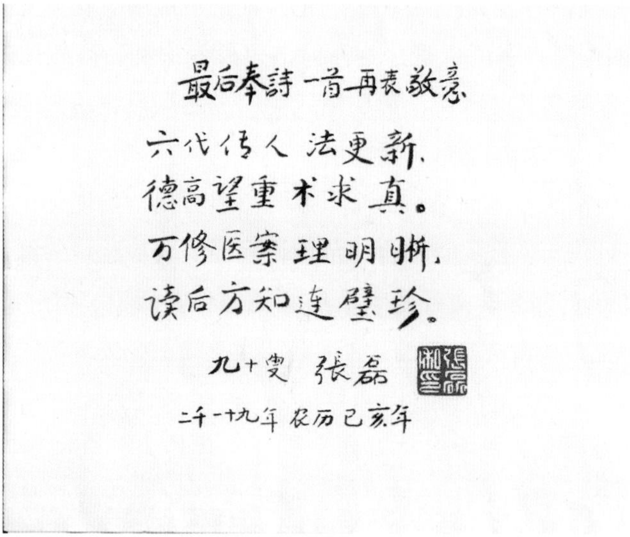
最后奉詩一首再表敬意
六代传人法更新，
德高望重术求真。
万修医案理明晰，
读后方知连璧珍。
九十叟 張磊
二千一十九年 农历己亥年

图 13　第三届国医大师、原河南省卫生厅副厅长张磊教授赐序

将"辨证论治十法"融入中医病案（代前言）

一、古代中医诊籍的由来

病历，即诊籍。诊者，诊治疾病；籍者，记录簿也。记录一个病例完整的诊治过程、结果与评点，即为诊籍。其最早见于《史记·扁鹊仓公列传》。该书记载了西汉名医淳于意的 25 个病历，保存了西汉前的医学文献和医疗经验，既有成功经验亦有失败教训，示后人要有实事求是的态度，难能可贵。清代喻嘉言《寓意草》的"议病式"是一份比较完整的病历格式，提出了"先议病，后用药"的辨证论治法则，引人深思，影响深远。其辨证分析明晰，阐明关键疑点，示人以规矩，征信于后人。著名医家叶天士《临证指南医案》，词简理明，审证卓识，处方简洁，医案简要，非资深医家，亦可理解应用。

二、现代中医病案的书写

古今医案，仁者见仁，智者见智，值得研究。本书把"辨证论治十法"融入病历，以强调辨证论治全过程。此外，将"十大要素"纳入病历，其中"辨证分析""方解""按语"是医案重中之重的三大核心内容，凸显中医医案的特色。

病历十大要素。

1. 信息：姓名、性别、年龄、职业、籍贯、住址、初诊时间。各有要义，均应记录，以便追访，亦示史料之真实性（公开发表时隐去个人隐私）。

2. 四诊：主症，发病及加重时间，四诊所获信息，现代医疗检验结果等。病史包括生活史、生育史、经带胎产史及末次月经时间。既要了解现状，又要了解既往，历史地看待问题才能全面透彻、一目了然。应如实、扼要、有序、朴实地描述，忌用形容词，为辨证分析提供依据。

3. 辨证分析：辨证分析就是以中医理论和经验对症状、体征加以分析论证，通过"审症求因""审因辨证"探求其发生的病因、病机，即证候属性的结论。检验结果仅作参考。

4. 病机：辨证分析结论就是病机，即证候属性，如脾胃虚寒证。为"据证立法"提供依据。

5. 治法：根据证候属性，立定相应的治法，是为"据证立法"。如脾胃虚寒证，应立"温中健脾"的治法。为"依法选方""权衡加减"，组成最适宜的处方提供理论依据。

6. 方药：有方、有药。方依法选，药由方生。方者，是合乎"君臣佐使"组方原则的方，如经方、时方、验方，或自拟方；药者，是"依法选方"后或加味，或加减，或化裁，根据此人、此证、此病、此时、此地等因素"权衡加减"，为该患者组成最适宜的新方，即处方。其中某药的特殊炮制和用法，用脚注标明。鉴于此人、此病的具体状况，选定"剂型合宜""途径最优"的最佳疗法。方药虽好，煎服用法不当，非但无功，反而为害，故"煎服用法"亦很重要。煎药方法应继承创新，遵循"少耗散，多溶出"的原则，以"密闭冷却回流法"最为理想。目前有传统煎、机器煎、智能煮散三法，三者各有优势，如智能煮散法最为便捷，像煮咖啡一样，插电煎两次，每次十多分钟即可完成，旅游、出差、在家均可煎药，随煎随服，减去了包装、冷藏、贮存、携带的麻烦。需要注意的是，用法用量都有讲究：内服法的次数、餐前、餐后、温服、冷服、频服、顿服、露一夜服，各有用意；外用法的治疗部位与方法多种多样，分为湿敷、脐贴、肛门注射、熏洗、擦浴、药浴、点眼等，必要时均须医嘱说明。

7. 方解：方解就是对辨证论治的诠释，是病历的三大核心内容之一，尤为重要。在立法、选方、处方前提下，以中医药学理论、性味、归经、功能、主治、现代研究成果，选择性引证，阐明用药配伍、减毒、增效的合理性，使理法方药环环相扣。逐一阐明君臣佐使各自功能及配伍后全方的功能。君药、臣药，重点详论；佐药，是针对兼症或反佐，必要者亦应特别论述；使药，多有引经、报使、调和、校味等作用。

8. 调护：包括"饮食调护""心理调适"。临证常见久病、疑难病，患者多有心理障碍。辗转求医路，漫漫无断头，名医看遍，好药吃完，初服神效，再服不然，另请高明，循环一遍。病总不好，更加苦恼，压力愈大，恶性循环。不全是"嬉医""嬉药"证，多由忧思抑郁，志意不遂，久治不愈，心急乱求医，精神负担过重等心理因素所致。常法确难奏效，要从心理调适入手。盖心主血脉，脾主思虑，思虑过度则心脾两伤，故治疗首重心脾。以尊重、理解、关心、安慰、交友心态，通过恰当的解析，使患者冰释疑虑，缓解情绪，树立信心，这些尤为重要，普通患者亦不可忽视。饮食护理同样重要。民以食为天，饮食是人体一切生命活动所需能量的重要来源，营养、健身、康复离不开饮食，应给予清淡、易消化、富有营养的饮食以养胃气，促进机体康复；护理是精神心理的调适，以及生活起居、饮食宜忌、劳逸活动的看护。本着不违病机、有利康复的原则，医护人员还要对患者或家属进行嘱咐，以期配合治疗，利于康复。

9. 复诊：包括若干次诊疗记录，辨证分析、拟订下一步治疗计划，或效不更方；或效也更方，随证加减，谋求更好；或无效而反思，重新辨证分析、立法处方。均应阐明关键、疑点，终以向好、痊愈而改成药、制剂等以巩固和善后。

10. 按语：按语从病历整理而来，在保留原始资料的基础上，综合、简化、理性化的概括，抓住转折点、难点、疑点以阐明要点。按语是总评该病案的点睛之笔，为医者有感而发，阐述相关之道，有话则长，无话则短，简明扼要，不说空话，既说成功经验的取得，也谈失败教训的吸取。

病历十大要素中，3~5 是传统辨证论治五法（审症求因、审因辨证、据证立法、依法选方、权衡加减）涵盖的内容；6~8 是新延伸的辨证论治五法（剂型合宜、途径最优、煎服用法、饮食护理、心理调适）所包含的内容，合而为"辨证论治十法"，每一法都直接影响疗效。将"辨证论治十法"融入病历中，才能展现辨证论治的全过程，为规范辨证论治、诊疗档案的书写提供了新的思路。

三、要真正落实"辨证论治十法"

病案是辨证论治水平高低的最好见证，一个临床大家的病案之所以受欢迎，就是因为论治水平高，按语写得好，故有"读医不若读案"之说。因为读医者，读医学理论书也，其内容以医学理论为主；读案者，读病案也，其内容是医学理论与临证实践的紧密结合，理法方药环环相扣，是经实践检验过的鲜活实例，体现了辨证论治的全过程。所以要重视、完善、发展中医诊籍，写好现代中医病案，总结经验，寻找规律，继承创新，积累翔实资料。

　　一个完整的好病案，就是一本书。作为一位临床医师，应该一丝不苟地实践辨证论治的全过程。"辨证论治十法"的每一法都直接影响疗效，所以应当把"辨证论治十法"真正落实到临床治疗疾病的全过程中。

赵法新

2020 年 3 月于郑州

目 录
CONTENTS

临证医案

万修堂由来

东周万修堂是清代道光年间，赵氏八世祖赵光甫始立。其长兄，清道光进士赵光斗亲题碑匾"东周万修堂"。初设"东周万修堂拣选川广云贵道地药材老店"，主营道地药材，货真价实，诚信交易，药商往来，车水马龙，生

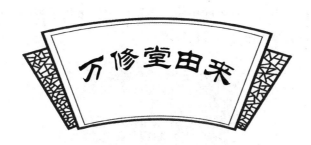

图 14　"东周万修堂"碑匾

意兴隆；又设"万修堂医馆"，名医坐堂，辨证论治，汤剂为先，验方制剂，临用加工，简便验廉，患者盈门，屡起沉疴，享誉豫西，凸显中医药的特色优势。东周乃东周国都洛阳之代称，万修堂者内涵丰富。"万"，多也，全也，缘经营药材品种之全，修制方法之多，切炒蒸煮，一丝不苟。集品种之全，炮制之精，质量上乘，于一堂也，故称之为"东周万修堂"。至此，万修堂医药兼营，相得益彰，立足洛阳，面向全国（图14）。

据《赵氏族谱支脉》记载，自五世如桂公起，有清代进士、太学生、庠生、监生20余人，还有潜心于学，虽不得志，仍不愧儒林者多人。中华人民共和国成立以来，以河南省人大常委会主任赵文甫为代表的各级领导干部、本科生、硕士生60余人，足见赵氏家族自古至今对文化教育的重视。儒林之茂，杏林亦盛。七世凤威公，清代太学生，其长子（八世）光斗为清代进士，次子光甫弃文从医，自此，赵氏中医八代传承从未间断。

在党中央大力支持中医发展的大背景下，中医迎来了发展的春天，催生了老字号"万修堂国医馆"的恢复。加之"全国名老中医赵法新中医学术经验传承工作室"项目建设，更有利于医疗、科研、学术、传承工作的开展，这是万修堂中医复兴之路的开始。

万修堂是赵氏中医的缩影，家传八代从未间断，从医 20 余人，包括 14 位代表医家（图 15）。不仅如此，还突破家规，传承不限本族人，遂桃李满天下。他们中有的是民间中医、乡镇医生，服务于基层；有的是知名的专家、学者，勤于临证，诊治疑难。

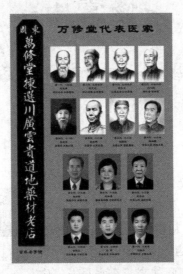

图 15　万修堂代表医家

学术思想是中医学的灵魂，得益于深厚的传统文化底蕴。万修堂中医强调读书与临证结合，即理论与实践相结合，师承数门，学术多源，取其众长，融会贯通，因而学术广博、思维活跃、经验丰富、医著等身（40 余部）、技能多样、内外合治、灵活多变、应用广泛等是为万修堂中医学术特点，大致可概括为六个方面。

一、炮制名世，术精雷桐

药材必须修制成饮片，饮片需经炮制，以减毒增效，才能完全合乎临证用药之要求。万修堂第一代赵光甫先生，多使用道地药材，遵古炮制，对切、炒、炙、蒸等工序一丝不苟，炮制出的药材质量上乘。赵氏族谱记载："炮制名世，术精雷桐，济世活人。"第七代赵晓东毕业于河南中医学院中药系，为主管中药师、执业药师，工作于河南省人民医院药剂科，曾赴天津达仁堂进修，从事中药鉴别、炮制、制剂工作，认真负责，经验丰富。后工作于河南省医药保健品进出口有限责任公司，经营中药材及保健品进出口贸易。万修堂国医馆自恢复以来，严把中药质量，中药炮制严格、制剂品质优良，这是万修堂中药材的特点之一。

二、脾胃论治，理验俱丰

万修堂医馆有"名医坐堂"，前店后作（坊），小料加工，精制丸散，验方制剂，积淀深厚。其中，治疗脾胃病的药物有赵克念先生创制的胃缓丸，可补中升阳、强肌肉，治疗胃下垂；赵桂梧先生创制的胃蒸丸、三五七消饮，简便廉验，可消食健胃，助消化，治积滞、痞满；赵法新先生创制的胃康胶囊、结肠舒浓缩丸、疳积消颗粒、通腑宁浓缩丸、枳术消积丸等皆为脾胃病验方制剂，临证应用确有良效。从方药组成、方义诠释，以及结合医案的研究，可知其学术思想源于《黄帝内经》对脾胃生理、病理特点的记载，"脾为湿土，喜燥恶湿，得阳始运""胃为阳土，喜润恶燥，得阴始安"，因此，脾胃应分治，阴阳需互补；并且继承金元四大家李东垣"补脾升阳"的理论及张子和"邪去正自复"的理论，主以攻邪为主，而从积热论治，并运用清代温病学家叶天士"养胃益阴"学说，融会贯通，临证时综合运用多种中医经典理论。综上，在脾胃病的论治中，万修堂中医较全面地运用了《黄帝内经》理论和脾胃学说。

三、妇科经验，积淀深厚

《黄帝内经》理论包罗万象，凡大医治病，总以整体观念和辨证论治思想治疗各科疾病，因此，古代中医临证分科并不十分严格。近代分科逐渐细化，只要根据患者各自不同的生理病理特点，把握病机，对证施药，则能药到病除。

万修堂的中医疗法中，对妇科疾病多有论述。赵光甫先生所创的嗣育丹，善治脾肾阴阳俱虚之不孕不育症。赵桂梧先生善治内外妇儿各科疾病，所创白果散，善治脾肾虚之带下病；其妇科产后名方黑芝麻饮最为有名，可广泛应用于产后大虚，补之不当，饮食不节，风寒外袭所致诸疾。此方加减变通，确有良效，关键在于抓住了产后"虚与瘀"的病机特点，既补气养血治其虚，又温通化瘀祛其邪，邪去正复。

赵法新先生的竹茹苏梗饮，加减变通，善治妊娠恶阻，他认为月经反映了妇女身体的健康状况，若因病而月经失调，病愈则月经自调；若因月经不调而病者，月经调则病自愈，此为治病求本之法。他擅长运用"调经三法"，即经前调气，气顺血和，则诸症释然；经期调血，引血归经；经后调补，以促康复。三法之中，各有系列方药，主以调理月经为治，辨证施治，多能恢复正常。理气活血丹治疗痛经，未病先防，应时而痛止；引血归经方治疗崩漏效如桴鼓；十全十美汤（膏）经后气血双补，能够促进疾病的康复。

总之，"论调经三法"是分期论治月经不调的经验之谈，也融合了脾胃学说的临证经验。

四、育儿有法，健儿有方

婴幼儿神识未发不知言，气血未充难据脉，脏腑娇嫩易虚实，稚阳稚阴寒热生。这是儿科特点，故又戏称"哑科"。赵法新先生创"婴幼儿全养糊"，以培养婴幼儿的饮食习惯，广开食性，预防婴幼儿偏食、挑食、厌食，使脾胃健旺，固其后天之本，从而打下健康的身体基础；儿科名药"厌食脐贴"，可治疗小儿厌食、积滞、疳积、便秘，内外合治，安全有效。赵氏儿科专长，对小儿生理病理阐述详尽，立法治则，灵活精准，中西两法，有机结合，取效甚速。儿科之病，发病急，传变速，治疗必须及时得当，因此要巧妙地运用食疗、推拿和秘验单方等治法，不仅如此，很多时候还需要内外结合，中西合璧，微药轻投，未病先防。

五、疮疡外科，灵丹妙药

俗话说："红肿高大，先生不怕；疮大疮小，出头就好。"正盛邪实，则红肿高大，祛邪而已；脓疡未成，可外敷膏药，内服汤剂，消散为先；脓成未溃，刀药并用，妙施丹药，排脓祛邪，煨脓长肉，愈合迅速。赵桂梧先生以疮疡外科而名闻遐迩，德高术精，对痈疽疮疡，内外合治，外敷内清，消散为先；脓成未溃，善施刀法，纵切引流，口大口小，总是正好，排脓顺畅，脓出毒解，热退肿消；再施灵丹，红升白降，对证施药，软坚排脓，祛腐生肌，半起半长，恰到好处，促进愈合；危症险症，化险为夷。赵桂梧先生很重视"治未病"的理念，常说要防病于未然。疮疡之发多因情志郁结，化火成毒，蕴结于内，突发于外，其善用疏肝解郁、活血化瘀、清热解毒之法，软坚散结，防患于未然；初病防变，内外消散；脓成不溃，切口引流，选用丹药，祛邪扶正，促疮愈合；溃久不敛，大补气血，托里透脓，煨脓长肉，促进愈合。疮疡外科，内外并治，消散为先，灵丹妙药，以促进愈合。

六、中药栽培，科学研究

中医传统用药以野生道地药材为多，随着人口的增长和中医药事业的发展，中药材需求不断增加，然而资源破坏，供需矛盾突出，因而需大量种植、引进药材以补充不足。但质量、产量、道地性，如何控制，这些都需要进行科学研究，取得良法才能保障药材的质量，形成持续发展。万修堂中医六代传人赵杨景（中药研究员，工作于中国科学院药用植物研究所），从事中药引进、栽培相关领域的科学研究达数十年之久，主要研究方向为药用植物与其生长环境因子的关系和调控；药用植物的化感作用研究和应用；药用植物栽培技术规范化研究（包括药材的质量控制）。她先后主持和参与西洋参、人参、地黄、甘草、薏苡仁等十多种药用植物的栽培研究，取得了可喜成果，曾获国家级、省部级科技进步奖4项，发表科研论文50余篇，出版专著3部。中药引进和栽培研究是提高和保障药材质量的关键，也是保持药材道地性和持续发展的重要方面。

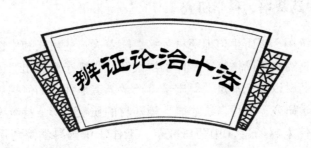

辨证论治十法

　　辨证论治是中医学的精髓和规矩、治疗学的准绳与核心，体现于审症求因、审因辨证、据证立法、依法组方、权变加减、剂型合宜、途径最优、煎服用法、心理调适、饮食护理等环节，简称"辨证论治十法"，体现了辨证论治的全过程。每一法对疗效都有直接影响，所以过程不能少。疗效是检验辨证论治的唯一标准，能否将辨证论治十法准确、完善地融入每一个病案中，这是诊疗成败的关键。

　　传统的辨证论治五法"审症求因、审因辨证、据证立法、依法选方、权变加减"，这是辨证论治必遵的方法和过程。我的恩师有张海岑、袁子震、李振华。张海岑系河南省中医药研究院研究员，袁子震系河南中医药大学教授，两位均为河南省干部保健局设在河南中医药大学"特诊室"的专职医生；李振华时任医教部主任、教授。三位名医经常会诊，使我有机会聆听教诲，俱吾师也。他们善用传统五法辨证论治，总能开出最适宜的处方，理法方药，环环相扣，疗效卓著，令我敬佩、仰慕不已，因而引我走上探索之路。我认为，"传统五法"仅仅是详于辨证分析，略于论治，言犹未尽，这成为我长期思考的问题。后来，通过学习文献、临证体验、科研探索、感悟新知，我又创辨证论治五法，是辨证论治过程的延伸，以求完善辨证论治全过程。因此，与传统五法合称"辨证论治十法"。

　　读经典名著能扩展知识、引发思考，《医学源流论》云："煎药之法，最宜深究，药之效与不效，全在乎此……方虽中病，而煎法失度，其药必无效。"又云"方虽中病，而服之不得其法，则非特无功，而反有害"，引发了我对中药煎服用法的思考。因此，我在院长雷新强的支持下，立"中药煎服方法研究"课题，通过"古今中药煎服方法述评与机具设计思路"的文献研究，与中药所合作而进一步设计实验方案，以"不同煎药方法对汤剂有效成分含量的影响"的实验室研究，创现代中药煎服方法，说明中药煎服用法不可忽视。《医论三十篇》云："药有丸、有散、有饮，丸剂性缓，散剂次之，饮剂取效甚速。"说明剂型决定起效速度，直接影响疗效，故当选"剂型最优"。给药途径有多种，分内服、外用两大类，各有优缺点，故当因人、因病、因时、因剂、因药之异，选择"适宜途径"。临证常见久病、疑难及慢性病，患者辗转求医，屡治不愈，忧思抑郁，志意不遂，心急乱求医，精神负担过重而见心理障碍，常法却难奏效。盖心主血脉，脾主思虑，思虑过度则心脾两伤。心伤则血虚不能养心，神不守舍，魂魄不定；脾伤则化源不足，元气亏损，脏腑失养。故治疗首先应从"心理调适"入手，尊重、理解、关心、安慰患者，通过恰当的解析，冰释疑虑，缓解患者的紧张情绪，树立治疗的信心。即使病情不重的患者亦不可忽视。人以胃气为本，饮食是机体一切生命活动所需能量的重要来源，应视患者的具体情况，给予流质、半流、普食等清淡、易消化、好吸收、营养高的饮食以养胃气。护理是精神心理的调适与满足，生活起居、饮食宜忌、劳逸活动的看护。因此，"饮食护理"也很重要，所以"煎服用法、剂型最优、途径适宜、心理调适、饮食护理"新五法是辨证论治的继续，尤偏于论治。因此，前"传统五法"主以辨证，后五法重在论治，合称"辨证论治十法"，以完善辨证论治的全过程。

病案是辨证论治水平高低的最好见证，一个临床大家的病案之所以受欢迎，在于理法方药环环相扣，方解到位，能够诠释辨证论治的全过程。因此，将"辨证论治十法"真正落实到每一个病案中是进一步规范病案的必然要求，应重视、完善、发展中医诊籍，写好现代中医病案，使之真正成为中医文献理论和临床经验的载体，为总结经验、寻找规律、继承创新而积累翔实的资料。

一、审症求因

所谓"审症求因"，就是运用中医理论，对望、闻、问、切四诊所获症状、体征加以分析论证，探求其发生的原因，即透过表面现象而推求其一系列症状、体征发生的真正原因。"审症求因"是建立在中医基本理论和诊疗技能基础之上的方法。如果没有扎实的基本功底和丰富的临证经验，则不能娴熟运用，难以求得真正的病因和正确结论。

例如外感热病，患者出现发热、恶寒、头痛、无汗、鼻塞、流清涕、脉象浮紧、舌淡、苔薄白症状，运用中医理论分析这一系列症状、体征发生的原因：有一分恶寒，即有一分表证；寒主收引，寒邪束表，则无汗头痛；肺合皮毛，主一身之表，寒邪袭表，肺卫失宣，则鼻塞清涕；脉浮紧、舌淡、苔薄白均为表寒证。综合归纳其病因为风寒袭表。也就是说，患者发生一系列症状、体征的原因是风寒袭表所致。此由"审症求因"而得出的结论，为进一步"审因辨证"提供了依据。

二、审因辨证

审因辨证，即运用中医理论，对已知病因的性质进行分析论证，探求一系列临床症状及体征间的内在联系和变化机理，以确认"本证"形成的病理机制和结论，即病机亦是"证属"何证的定性依据。仍外感热病为例，已知病因是风寒袭表，此时应进一步以其病因来分析、辨证，因风寒袭表，导致出现鼻塞、流清涕、无汗、头痛、脉浮紧、舌质淡、苔薄白等肺卫失宣之证。此结论可为进一步"据证立法"提供依据。

三、据证立法

据证立法，即依据"审因辨证"得出病理机制和结论，确立相应的治疗方法。如上例可根据《黄帝内经》中"寒者热之，表者散之"的治疗原则，立"辛温解表"治法，为进一步选方、遣药提供依据。

四、依法选方

方依法选即依据治法选择方药。如上例根据"辛温解表"之治法，选用辛温解表、宣肺通窍之杏苏饮、九味羌活汤治疗。因方适法，而合于证，故散寒解表，宣通肺气，诸症释然。

五、权变加减

虽"方""法"相因而合于道，但与此患者、此时、此证、此地不尽合宜者，又当权衡变通而加减之，使之"方""法""证""因""人"完全合宜，能够消除患者一系列症状体征，霍然痊愈。所谓"量身定做，合身得体,因人而异",使理法方药丝丝入扣,真正做到"辨证论治,对症下药,因证制宜"。

六、剂型合宜

中药剂型多种多样,古有汤、丸、散、膏、丹,今又发展有胶囊、颗粒剂、冲剂、片剂、注射剂等多种类型,各有特长。然疾病多样,人各不同,力求合宜,优势互补,药力才能发挥其最大效用,因此剂型与疾病、个体都要合宜。盖汤者,荡也,力大、效猛,犹扫荡之势,多用于初诊、急病、重症,具有"稳、准、狠"的优势。丸者,缓也,分解慢,吸收缓,效力续,服用方便,故适用于慢性病的恢复期。散者,散也,弥散快,易消化,好吸收,起效速,最适宜胃肠病及小儿疾患。膏者,剂也,内服为滋膏,滋补之剂也;外用为膏药,径捷效速,直达病所,外治是也。丹者,剂也,按成方配制,颗粒或粉末状,名贵内服之丸称丹,如小金丹;疮疡外用之粉末亦称丹、灵丹,如三仙丹、红升丹、白降丹。胶囊者,药被食用胶包裹,以防气味之外泄,剂量准确,亦具丸散特点,方便卫生,含量标准。冲剂和颗粒皆开水冲调、内服之剂,亦具汤剂之优点,起效快捷,携带方便。片剂者,精制质纯,量准方便,可与丸剂媲美。注射剂为目前最精制之剂型,质纯量准,为急救常用。

总之,应因证、因药、因人的不同而选择最适宜的剂型,如此才能发挥药物的最大效用。

七、煎服用法

1. 中药汤剂煎煮方法

《医学源流论》云:"煎药之法,最宜深究,药之效与不效,全在乎此。"又说:"大都发散之药及芳香之药,不宜多煎,取其生而疏荡;补益滋腻之药,宜多煎,取其熟而停蓄。此其总诀也。故方药虽中病,而煎法失度,其药必无效。"足见汤剂煎煮方法之重要。汤剂是中医临证用药的主要剂型,具有力大功专、权变加减、量身定做、方证合宜等优势。汤剂的药效与饮片炮制、煎煮方法、煎煮时间、煎煮次数、用水用具等关系密切,因而历代医药学家都很重视,几千年来,一直沿着"多溶出,少耗散"的原则,煎药方法也在临床中得以不断发展。

传统中药煎煮方法和用具多有不便,而且煎煮过程中不能保留中药的芳香挥发成分，而煎药机具有诸多优点，目前在临床中得到了广泛使用。汤剂的质量、煎法、服法成为现代中医临床非常关注的问题。卫生部、国家中医药管理局于 2009 年制定了《医疗机构中药煎药室管理规范》，提出："每剂药一般煎煮两次，将两煎药汁混合后再分装……煎药容器应当以陶瓷、不锈钢、铜等材料制作的器皿为宜，禁用铁制等易腐蚀器皿。"二代煎药机虽然改为两煎，但是在高压、高温下进行。我院曾于 2007 年拨专款立"中药煎服方法研究"这一课题，通过"古今中药煎服方法述评与机具设计思路"的文献理论研究，按文献研究思路与方法，设计了实验研究方案，以银翘散等四个经典方为代表，考查煎煮器具、时间、次数、火候及挥发油、药材粒度等对汤剂中有效成分含量的影响。其结果证明，以上因素对汤剂中有效成分含量均有显著影响，并得出如下结论。①用具：密闭冷却回流煎药壶为宜。②煎煮次数：2~3 次为宜。③煎煮时间：头煎 30 分钟，两煎 40 分钟，三煎 30 分钟，称"三四三"煎药法。④浸泡时间：凉水浸泡 30~60 分钟，至药透为宜。⑤药材粒度：颗粒（绿豆大）为宜。⑥火候：文火煎煮为宜。

2. 中药服用方法

《医学源流论》云："方虽中病而服之不得其法，则非特无功，反而有害，此不可不知也。"可见服药方法也很重要。医者要根据不同方药、不同病证，进行个体化辨证处理。口服给药，必先入脾胃，而后借胃气之胜，输送周身，直达病所，如此才能资其所需，去其所害。《景岳全书·传忠录》云："凡药食入胃，所以能胜邪者，必赖胃气施布药力，始能温、吐、汗、下以逐其邪。"现代名医蒲辅周先生说："人患病后，每每影响胃的消化功能，药多则加重胃肠道负担，更影响消化和吸收。"所以应处处保护胃气，不得有害也。服量适当，中病即愈，然少则药力不继，多则易伤脾胃，故服中药应注意几点：一是应根据病情轻重缓急，剂量多少，急病顿服，力大以救其急；慢病早晚分服，使药力相继；久病羸弱，脾胃虚弱，纳运失司，每日 3~4 次分服，免伤胃气，利于药物吸收、输布，徐徐生效，不求速效，但求缓功。二是胃喜温润，故除特需冷服、露一宿服外，一般均应温服，以保胃气。三是解表药当热服，并啜热粥，以养胃气、资汗源，而助汗解。四是治疗痛经的药，当提前 3~5 天服药，以疏通气血，使痛自止。五是失眠者，当睡前 1 小时服药，以安神镇静，导阳入阴，速进梦乡。六是有主张一剂药，三煎分服，理由是头煎，气浓味薄，走窜发散，升浮外达，重在表散祛邪，疏通气血经络，似先锋打头阵，取其彪悍祛邪，适于外感、痹证患者；两煎、三煎，味厚气淡，善内守淡养，重在调养脏腑，平衡阴阳，功效接续，后续药力，以扶正祛邪，大获全胜，适于内伤杂病、慢性病康复期。七是病在上，饭后服药，药借食力，食助药威，升腾上达，祛邪尤捷；病在下，食前服，胃空先入，既无食碍，又易吸收，直达病所，通腑排毒，祛浊消积导滞，径捷效速。滋补剂、助消化药亦应食前服，能激发胃液分泌，有利消化吸收。八是抗疟疾药，先于发作前2~3个小时服，抢先堵截，防病于未然。

服药方法，大概如此，详遵医嘱。服中成药，亦可仿此。

八、途径最优

给药途径种种，大凡可分口服、外用两类。

1. 口服药给药途径

口服是最主要的传统给药途径之一，药物经胃肠吸收至肠系膜毛细血管网、小静脉，经过下腔静脉、门静脉、肝脏、肝动脉、右心房、右心室、肺动脉之后到达肺泡，经气体交换后，再由肺静脉依次到左心房、左心室、主动脉，参与体循环，药物、氧气、养分输送到全身各脏腑、组织细胞中，经代谢后由肾脏排出体外，至此完成了整个代谢过程。由于在代谢过程中，药物又受到胃肠酸碱消化液的影响，再加上肝脏的首过消除效应降解了药效，因此口服药物治疗与外治法相比，可谓迟来之效。但在大肠中某些菌群的作用下，可产生某些新的有效成分，同时也具有省时省力等优点。

2. 外用药给药途径

外用给药途径更多，诸如药浴、湿敷、贴膏药、脐贴、肛门注射、直肠滴注、滴鼻、点眼、含化、雾化吸入等，主要是通过皮肤、黏膜、肺泡直接吸收，其吸收机制虽然复杂，但与口服途径相比，直达病所，又无苦口、刺激消化道、胃肠酸碱消化及肝脏解毒、降解药效之弊，所以，这是一条黄金给药捷径。临证时可根据疾病、部位、个人情况之不同，选择最适合的剂型、给药途径和方法，以提高疗效，减轻痛苦，节省药物，方便患者。

九、心理调适

临证常见的慢性病和疑难病患者，多有心理问题。有的因多方求医不愈而抱怨："辗转求医路，漫漫无断头。名医看遍，好药吃完，初服神效，再服不然，另请高明，如此循环。跑不少路，花许多钱，病总不好，真是苦恼，越是苦恼，病更不好。"对此，有人称是"嬉医""嬉药"证。此类疾患，多由忧思抑郁，情志不遂，久治不愈，心急乱求医，精神负担过重等心理因素所致，常法难以奏效。盖心主血脉，脾主思虑，思虑过度，则心脾两伤。心伤则血虚不能养心，神不守舍，魂魄不定；脾伤则化源不足，元气亏损，脏腑失养。治疗应首先从心理调适入手，尊重、理解、关心、安慰患者，通过恰当的解析，冰释疑虑，缓解患者的情绪，树立治疗的信心；其次，要认真地进行辨证论治，尤重心脾。心理调适对有心理障碍类疾病的患者尤为重要，对于疾病不重的患者，亦不可忽视。

十、饮食调护

人以食为天，饮食是人体一切生命活动所需能量的重要来源，是化生气血的原料，亦是患者康复必不可少的物质需求。医者需视患者具体情况，给予流质、半流、普食等清淡、有营养、易消化的饮食。护理是精神心理的调适与满足，以及生活起居、饮食宜忌、劳逸活动的安全保护。本着不违病机、有利康复的原则，除医护人员自身做到外，还要嘱咐患者及家属做到，使其配合治疗，促进患者早日康复。

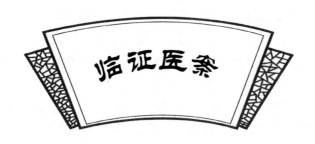

一、内科验案

1. 呃逆

案一　阴虚胃燥呃逆证，养阴益胃呃逆平

傅某，男，84岁，离休干部。2009年6月9日初诊。

现病史：呃逆1年，经多方治疗未能根除。平素不喜饮水，呃逆频发，伴咽干、咽痛，纳差食少，消瘦乏力，体重下降，便秘，大便2~3天一行，舌质光红，花剥苔，舌体胖大有齿痕，舌下脉络有瘀，脉弦细。

辨证分析：胃喜温润，得阴始安，得润则降。患者年高体弱，舌质红、花剥苔、脉弦细，皆为气阴不足、肝脾不和之象。脾不能为胃行其津液，胃失濡润，气逆于上，故呃声连连；脉弦细、纳差、乏力、消瘦皆为脾胃虚弱、土虚木乘之象。

诊断：脾胃虚弱，气阴不足，胃气上逆之呃逆。

治则：养阴益胃，降逆止呃。

方药：沙参麦门冬汤加减。辽沙参30g，麦冬20g，天冬20g，白芍30g，柴胡10g，枳壳15g，枇杷叶60g，莱菔子15g，竹茹15g，蒲公英30g，葛根20g，甘草10g。12剂。

用法：加凉水浸泡1小时至透，煎煮30分钟，滤过另存；再加水煎煮40分钟，滤过，两汁合并，分3~4次食前少量频服，以免胃虚不纳。

方解：胃为阳土，喜润恶燥，得阴始安，得润则降。阴虚气燥，则胃气上逆而呃逆，治宜养肺胃之阴，胃得润则逆气降，呃逆自止。辽沙参味甘，性微寒，归肺、胃经，可养阴清肺，滋胃生津，为君药。麦冬、天冬润燥生津，助沙参养肺胃之阴，故为臣药。清升则浊降，柴胡味苦辛，性微寒，能升清阳之气；枳壳、莱菔子、枇杷叶皆可下气宽中和胃，而令浊阴之气降。气阴虚则燥热生，养阴的同时，又要以甘寒清热，切勿用苦寒败胃之药。蒲公英味甘，性苦寒，归肝、胃经，甘能益脾，苦能健胃，寒能清热，有益无弊。竹茹味甘，性寒，入胃经，益胃清热。葛根味辛甘，性微寒，入脾、胃经，能生津益胃，既清阳明之热，又升脾胃清阳之气。芍药甘草汤可酸甘化阴，柔肝缓急。本方取此八味药清热益胃、柔肝缓急，为佐药。使用甘草，用意有三：一则补中益气；二则配芍药酸肝化阴，柔肝缓急；三则调和诸药，为使药。全方共奏养阴益胃、润燥降逆之功。

二诊（6月21日）：服药后口干、呃逆逐渐减轻，食欲好转，食量增加，大便不干，每日1次，舌质淡红，苔薄白，舌下脉络有瘀，脉细。此为阴复浊降，症有所减。

上方去柴胡、蒲公英，加白术30g，茯苓30g，以健脾安中，固本防复；加刀豆30g以降逆。考虑患者年高气虚，气虚易导致血瘀，故又加赤芍15g。12剂。

三诊（7月8日）：服上方后，呃逆止，咽痛消，饮食、二便恢复正常，舌质淡红，苔薄白，脉细。继服6剂加以巩固，嘱患者忌食生冷、辛辣之物，免伤胃气，以粥养胃，固本防复。

按语：本案患者年高体弱，生活失于调养，肺胃阴伤，燥热内耗，竭阴耗液，故胃失润降而气逆于上，呃声连连。叶天士云："胃喜柔润和降。"故治宜用凉润通降、清养胃阴之法。以沙参麦门冬汤养阴益胃，加消积、清热、通降、下气之品，令阴复积消热退，胃得阴始安，得和则降，呃逆何有不止乎？只要辨证准确，药对病机，年余之顽疾三诊而愈，见效甚捷。

呃逆为临证常见病，但证型不同，治法各异。本例属肺胃阴伤，气逆而呃作，治以养阴益胃，胃气通降则愈；若属脾虚失运，湿浊阻中，非健脾和胃、芳香化浊、苦温下气不能止；若属脾胃虚寒，中阳不健，治当理中健脾，升阳益胃，则呃逆自止。所谓"百证百法"，非一法而统治百病也。

案二　湿热阻中致呃逆，清热化湿胃气平

赵某，男，65 岁，郑州市沟赵乡铁匠寨人。2005 年 10 月 21 日来诊。

现病史：呃逆 1 周。素嗜烟酒，呃逆频频，音哑，胸闷，胃痛，脉细弦数，舌质红，尖边赤，舌体胖大有齿痕，苔黄腻。胃镜示：①反流性食管炎；②红斑渗出性胃窦炎，幽门螺杆菌（+）。

辨证分析：饮酒伤胃，湿热阻中，故见胃痛、胸闷、苔厚腻、舌质红、尖边赤、脉弦数；郁热湿浊阻中，则气逆而呃逆频频。

诊断：肝胃郁热，湿浊阻中之呃逆。

治法：宽胸下气，清热化湿，降逆止呃。

方药：新制橘皮竹茹汤（《温病条辨》）加减。瓜蒌 20g，枳壳 15g，炒莱菔子 20g，刀豆 30g，枇杷叶 30g，柿蒂 20g，陈皮 15g，半夏 15g，杏仁 15g，藿香梗、紫苏梗各 30g，茵陈 30g，蒲公英 30g，桑白皮 30g，竹茹 15g，莱菔缨 30g，生姜 5 片。7 剂，水煎服，每日 1 剂，早晚分服。

方解：呃逆者，胃气上逆也。虚实寒热之邪，皆可导致胃气上逆而呃逆。本例属肝胃郁热而致胃气上逆，瓜蒌、枳壳宽胸下气，为君药。莱菔缨、莱菔子、刀豆、枇杷叶、柿蒂皆助君药降气止呃，为臣药。陈皮、半夏、杏仁、藿香梗、紫苏梗和中理气化湿；茵陈、蒲公英、桑白皮、竹茹清热利湿，本方取此九味药理气清热化湿，为佐药。生姜和胃，协诸药降气止呕，故为使药。全方共奏宽胸下气、清热化浊、止呃之功。

二诊（10 月 28 日）：服药 1 剂，呃逆减轻；3 剂后诸症减轻，再 3 剂诸症消失而痊愈。可谓："一剂知，二剂轻，三剂愈也。"

两年后，患者因饮酒复发呃逆 3 天，于 2007 年 1 月 26 日再服上方，4 剂而愈。

按语：呃逆与嗳气不同：气逆上冲，声短而频，仅在喉间，不能自止者为呃逆；胃气上逆，声音沉长，从口而出者，为嗳气。本例呃逆，湿热阻中，但胃气不虚，无须橘皮竹茹汤（《温病条辨》）中党参、大枣、甘草之甘以补之；而加柿蒂降气止呃之功，即成新制橘皮竹茹汤（《温病条辨》），专治胃热之呃逆。湿浊阻中，则加陈皮、半夏、杏仁、藿香梗、紫苏梗和中理气以化湿浊；茵陈、蒲公英、桑白皮、竹茹清泄郁热以利湿。本方以宽胸下气、清热化湿、降逆止呃而取速效。

案三　中焦虚寒呃逆生，温中健脾胃和降

陈某，男，62 岁，新安县人。2013 年 4 月 27 日来诊。

现病史：呃逆 8 天。患者有脑梗死、偏瘫病史 4 年，生活能自理，但行走困难，于河北邢台输液 3 天治疗未见效，新病又加，呃逆连连，即回河南，住我院中药、输液治疗 7 天，呃逆未愈，邀我会诊。脉象沉细，舌质淡，苔白腻，舌体胖大，边有齿痕。血压：110/60mmHg。

辨证分析：患者有脑梗死病史 4 年，舌质淡红、舌苔白腻、舌体胖大有齿痕皆为脾胃虚寒之象；湿邪中阻，胃气上逆则呃声连连；脉象沉细属正气不足之象。

诊断：脾胃虚寒，气逆作呃之呃逆证。

治法：温中健脾，和胃降逆。

方药：理中汤加减。干姜 10g，白术 30g，茯苓 20g，公丁香 3g，柿蒂 15g，厚朴 15g，半夏 15g，紫苏梗 20g，藿香梗 20g，吴茱萸 10g，白芍 30g，甘草 10g，生姜 3 片，大枣 3 枚。5 剂，水煎服，每日 1 剂，分两次温服，每次 200mL。

方解：脾胃虚寒，气机凝滞，失于和降，故当温中健脾。以理中汤温中健脾，为君药。吴茱萸辛苦热，散中土之寒凝而降逆；公丁香辛温，快脾胃而止呃逆，两药相伍，温中降逆之力倍增；柿蒂为降逆止呃要药，三者共助君药理中降逆，为臣药。脾失健运则痰湿生，厚朴苦温，下气燥湿；半夏辛温，燥湿化痰，降逆和胃；藿香梗、紫苏梗辛温，理气化浊，独用其梗者，以理胃肠之气滞；芍药甘草汤缓急解痉，取此五者燥湿化痰，缓急解痉，共为佐药。生姜、大枣温中和胃，为使药。全方共奏温中健脾、降逆止呃之功。

二诊（5 月 3 日）：服药 1 剂后，症状有所缓解，呃逆间歇时间为 1 个小时，3 剂药后呃逆停止，5 剂药服完，一直未复发。药证相符，主症已消，脾虚未复，予六君子汤、理中汤等治疗，以固本防复。

按语：呃逆之发，胃气逆也。其因复杂，寒热虚实，痰湿瘀浊，皆可致脾胃失和，升降逆乱，胃气上逆，不可不辨。证辨清、理阐明、治法得当才能药到病除。该案之所以取得良效，辨证论治是关键。辨证论治是中医的精髓、特色和元神。"元神"不能丢，一旦失去，所能保留的内容，即是西医病名下没有元神的零散经验。正如国医大师朱良春所说："辨证论治是首要的、绝对的，辨病仅供参考。""我们可以不认识病，但绝不能不认识证、不辨证。"强调辨证论治才能保持住中医的元神。

2. 胃下垂

案一　身高瘦削胃下垂，补中举陷食养壮

王某，女，42岁，郑州人。2010年3月20日来诊。

现病史：食少腹胀，消瘦乏力，加重1年。素有脾胃虚弱，纳差食少，体重由50kg降至38kg，便溏，时有腹泻，崩漏，脉沉细无力，舌质淡，苔薄白，有齿痕。

辨证分析：李东垣云："脾胃俱虚，则不能食而瘦。"本例诸症皆因脾胃俱虚所致。虚则统摄无权而崩漏；虚则中气不举而乏力、体重下降；虚则纳运失司而食少腹胀、消瘦、便溏舌淡苔白、有齿痕。

诊断：脾胃虚弱，中气不举。

治法：补中益气，升阳举陷。

方药：补中益气汤加味。黄芪30g，党参15g，白术30g，茯苓20g，焦扁豆20g，莲子肉15g，柴胡12g，升麻4g，枳壳15g，川羌活10g，当归15g，陈皮15g，炙甘草10g。10剂。

用法：水煎服。每日1剂，分3~5次频服，以免中虚不纳。

方解：脾胃俱虚者，当以辛甘升发之剂，补中益气而升其阳。故取党参、黄芪甘温之性，大补元气，为君药。白术、茯苓健脾补中固其本，为臣药。当归补血汤可补气生血，取其阳生阴长之意；枳壳、白术共为枳术丸，消补兼施，佐君臣以防壅滞，补而不滞也；脾虚则清阳不升，升麻、柴胡引清阳之气，行少阳春升之令，春阳升，万物生，以消补反佐，辛甘发散，升其阳矣，为佐药。甘草味甘，补中益气，调和诸药，为使药。全方共奏补气健脾、升阳举陷之功。

二诊（4月2日）：大便成形，每日1次，食欲好转，食量稍增，腹部仍有坠胀感，脉细，舌淡。药证相符，病有向愈之势，月经将至，继服上方，经期停服。并备"调经三法"中"经期调血"之引血归经方，于行经第一二日经量多时服用，以行统摄之权而引血归经。

备用方：生黄芪30g，炙黄芪30g，党参20g，白术30g，当归3g，黑荆芥30g，茜草20g，仙鹤草20g，炙甘草15g。3剂，水煎服。

三诊（4月10日）：月经5日来潮，5~7日连服上方3剂，经血明显减少，9日干净。

按语：如此治疗5个月，饮食、月经、二便正常，体重恢复至50kg，开源节流之功也。补中益气，升阳举陷，则清阳升而脾胃健，纳运复，气

血足，开源也；及时调经、引血归经，节流也。此乃本案治疗的关键。

案二　少年体弱胃下垂，温养健脾补中气

仝某，男，13 岁，中学生，新安县人。1983 年 5 月 22 日就诊。

现病史：自幼体弱多病，纳呆食少，常有腹胀、腹泻，每日 2~3 次，面黄肌瘦，身困乏力，因病休学一年。一进诊室就以屈腿抱膝的姿势坐在凳子上，且说："别耻笑我，这个姿势我舒服。"脉沉细无力，舌质淡，苔白腻，舌体胖大有齿痕，舌脉瘀阻。钡剂造影示：胃下垂。

辨证分析：脾胃气虚，中气不举，脏腑下陷。患者自幼多病，脾胃虚弱，化源不足，脏腑失养，故见以上诸症，屈腿抱膝是中气不举的表现。

诊断：脾胃虚弱，中气不举。

治法：健脾和胃，补中升阳。

方药：升阳益胃汤加减。黄芪 30g，党参 15g，白术 20g，茯苓 20g，焦扁豆 15g，当归 10g，柴胡 12g，枳壳 15g，焦山楂、焦麦芽、焦神曲各 15g，升麻 3g，羌活 10g，炙甘草 10g。20 剂。

用法：每日 1 剂，水煎 2 次，合并后分 3~5 次频服，以利于吸收。

方解：脾胃者，后天之本，气血之化源，虚则纳运失司，气血大亏，黄芪、党参大补元气为君药。白术、茯苓、焦扁豆健脾渗湿为臣药。当归补血汤可补气生血；柴胡、枳壳、升麻、羌活升脾之清阳；脾虚则纳运失司而积滞于中焦，焦山楂、焦麦芽、焦神曲消积导滞而畅中，取此八味药大补气血，升阳和中，为佐药。炙甘草味甘，补中益气，调和诸药，为使药。全方共奏健脾和胃、补中升阳之功。

二诊（6 月 15 日）：服 10 剂后，食欲增进，食量增加，大便溏，每日 1~2 次，精神好转；服 20 剂后，大便成形，每日 1 次，体重增加，脉沉细，舌质淡红，苔薄白，舌体胖大有齿痕，舌脉瘀。药证相符，诸症好转，继服上方 20 剂，以固本防复。

按语：本案患者之所以身体瘦弱，腹胀溏泄，常以屈腿抱膝为舒，因其脾胃虚弱，纳少运迟，中气不举。治宜补中升阳，脾健则清阳升而浊阴降，纳运复而气血足，故虚体逐渐康复矣。

案三　久积化热胃下垂，祛邪扶正才康复

宋某，女，38，郑州市五里堡人。2005 年 8 月 16 日初诊。

现病史：胃痛 7 年余。胃痛常有饱胀感，嗳气吞酸，口干苦，口臭，厌油，胁痛及背，纳差食少，饮食稍有不当（多、冷、快）即泻，肛门灼热，粪便恶臭，黑绿黏滞不爽，泻后乏力、气短、心慌加重；易上火，牙痛龈肿，面黄肌瘦（体重40kg），爪甲干枯凹陷，低热反复发作，且多与饮食所伤有关；月经不调，经量多，几年来多方求治不愈，脉象沉细弦数，舌质暗淡，舌尖红，舌体胖大有齿痕，苔白腻，重舌，舌脉瘀阻。胃镜示：胃小弯溃疡，萎缩性胃炎，胃下垂。

辨证分析：患者脾胃虚弱，纳运失司，饮食不节，致使虚实夹杂，气机不畅，故见胃痛、饱胀、嗳气吞酸、纳差食少、胁痛及背；伤食积滞，郁而化热，则口干、口苦、厌油，泻下恶臭、色黑绿、排便黏滞不爽，泻后肛门有灼热感；气虚火不安位，谷气下流，阴火上乘，故出现牙痛龈肿、低热、舌质红、尖边赤；脾主肌肉，乃气血之源，虚则面黄肌瘦、爪甲干枯凹陷、脉细弦数、气短心慌；脾虚失运，统摄无权，则崩漏、舌质暗淡、舌体胖大有齿痕、苔腻。

诊断：脾虚失运，积滞化热，气虚血瘀之胃脘痛。

治法：补气健脾，养血活血，间以消积导滞、清热祛邪、统摄经血。

方药：枳术丸加减。白术30g，茯苓30g，白扁豆15g，太子参15g，柴胡15g，枳壳15g，紫苏梗20g，藿香梗20g，陈皮15g，焦山楂、焦麦芽、焦神曲各15g，当归10g，白芍15g，炙甘草10g。3剂，水煎服。

方解：久病脾虚，纳运失司，饮食不节，虚实夹杂，故治以消补兼施之法。白术味苦，性甘温，苦甘能益气健脾，苦温能燥湿健脾，为补气健脾之要药，故为君药。脾喜燥恶湿，茯苓、白扁豆化湿健脾，太子参补气，助君补气健脾之力大增，共为臣药。脾胃居中焦而主升降，柴胡升脾之清阳，枳壳能降胃之浊阴；紫苏梗、藿香梗、陈皮、焦山楂、焦麦芽、焦神曲善理胃肠之气滞，和胃消食；肝藏血，喜条达，木土得和而助纳运消化，故以当归、白芍合柴胡、枳壳养血疏肝。三组药合用以行和中升降、养血疏肝之功，为佐药。炙甘草温中益气，调和诸药，为使药。全方共奏补气健脾、养血活血之功。

二诊（8月19日）：腹胀稍有减轻，余症同前。余不禁思考，曾常以补中益气汤（丸）加减治之，或枳术消积丸、胃康胶囊等制剂调理，诸症向愈。而对于本症患者，以益气健脾、统摄气血、引血归经等法调理，效果平平，终未痊愈，何也？基于初诊辨证分析，患者体弱多病，虚实夹杂，因而不敢攻邪，治疗时局限于"消补兼施"之法，放不开步伐。在相当长的一段时间内，补气健脾药用得太多，虽间以清热消食之法治疗，但消积导滞、通腑祛邪之法使用较少。总以上方加减进退，疗效平平，故有了以下思考："积滞不除，郁热难消，即邪不去，正难复。"患者每因伤食积滞而病情加重，口干、口苦、口臭、齿痛龈肿、低热等反复发作，脉弦数，舌红即为证明，故于 2006 年 1 月 17 日调方如下：柴胡 10g，枳壳 15g，焦山楂、焦麦芽、焦神曲各 15g，炒莱菔子 15g，槟榔 15g，三棱 10g，莪术 10g，香附 15g，白术 20g，茯苓 30g，连翘 15g，牡丹皮 20g，马齿苋 20g，蒲公英 20g，甘草 10g。5 剂。

三诊（2006 年 2 月 28 日）：服上方 5 剂后，泻下大量黑黏秽臭大便。积滞去，郁热清，牙痛龈肿及低热消失，胃痛止，腹胀消，食欲好。因饮食不节，又胃痛两日，饱胀，嗳气复作，脉细，舌淡，苔薄白，舌体胖大有齿痕，舌脉瘀，此为食复也，同上方再服 5 剂，嘱食粥养胃，忌食生冷、油腻、辛辣、不消化食物。鉴于患者月经将至，以往经量多，淋漓十几天，备引血归经方，以行统摄之权，处方：黄芪 30g，党参 20g，白术 30g，黑荆芥 30g，仙鹤草 20g，茜草 20g，炙甘草 10g，3 剂。月经来的第二天，煎服 1 剂。若出血量减少，或至正常，即可停药；若经量仍多，再服上方。

四诊（6 月 6 日）：依照上方及补中益气丸、胃康胶囊调治后，近 4 个月病情稳定，患者自觉胃部舒适，饮食正常，大便成形，每日 1 次，精神好，体重由 40kg 增至 47kg，爪甲红白、光润。仍以补中益气丸治疗，以固本防复。

按语：基于初诊辨证分析，患者体弱多病，虚实夹杂，以"消补兼施"之法保守治疗，加减进退，疗效一般，后改以"消积导滞，通腑清热，祛邪为主，佐以健脾固本"，大见成效，照法跟进，并嘱患者食粥养胃，嘱咐饮食宜忌，终以补中益气丸固本防复。本案教训：医生必须做到"胆宜大，心宜细，智宜方，用宜圆"，才不致犹豫和胆怯，以免贻误病机；患者必须遵医嘱、忌口、谨防食复。

3. 胃脘痛

案一　气阴两虚胃脘痛，沙参芍药正当用

海某，女，60 岁，许昌市民，回族。2006 年 2 月 14 日初诊。

现病史：胃痛、腹胀 5 年，加重 3 个月。恶心厌食，纳差，口干欲饮，自觉饱胀，嗳气，便秘，大便 3 日一行，伴头晕乏力，心烦不寐，自汗盗汗，脉细数，舌质光红无苔，舌脉瘀阻。

辨证分析：胃为燥土，得阴则降。胃阴不足而胃气上逆，故见恶心厌食、纳差、口干欲饮、饱胀、嗳气、便秘、脉细数、舌红无苔；头晕乏力、心烦不寐、自汗盗汗皆为气阴两虚之象。

诊断：气阴两虚，胃燥失濡之胃脘痛。

治法：益气养阴，滋胃生津。

方药：沙参麦门冬汤化裁。北沙参30g，麦冬20g，玉竹20g，玄参15g，竹茹15g，蒲公英30g，百合30g，枇杷叶30g，葛根20g，生白芍30g，甘草10g。10剂。

方解：胃为燥土，得阴则降。阴虚失润而气逆，取沙参麦门冬汤益气养阴，滋胃生津，胃气降则诸症可消。芍药甘草汤甘酸化阴，阴复而本固。

二诊（3月3日）：恶心止，厌食、胃痛减轻，食欲好转，口干、嗳气、烦热、盗汗均减轻，脉沉细，舌质红，稍有薄白苔，舌脉瘀。药证相符，证有好转，照上方再服10剂。同时配合胃康胶囊治疗，每次4丸，每日3次，餐后1~2小时服用，加强补气健脾、活血化瘀之力。

三诊（3月21日）：胃痛、嗳气均止，食量增加，盗汗、虚烦、不寐大有好转，脉沉细，舌质暗红，苔薄白，舌脉瘀。鉴于阴复热清，胃和气降，改以益气健脾、养阴补血、活血化瘀治其本。

处方：生黄芪30g，生白术20g，生山药30g，北沙参30g，赤芍、白芍各20g，玉竹20g，当归15g，三棱10g，莪术10g，山楂20g，甘草10g。10剂。胃康胶囊6瓶。

四诊（4月25日）：（家属代诉）能吃能睡，胃不痛不胀，大便不干，精神好。特来买胃康胶囊，巩固疗效。

按语：李东垣的益气升阳法重在健脾补中益气；叶天士的养阴法重在益胃生津，二者相辅相成，完善了脾胃病的论治方法。本案患者素有胃病，久病多瘀，耗气伤津，导致气阴两虚、血瘀气滞、纳运失司。胃得润则降，治以益胃生津，清热润燥，气阴得保而诸症自除，终以益气健脾、养阴补血、活血化瘀治其本。

案二　饮食劳倦伤脾胃，调理心脾渐安康

吴某，男，23岁，郑州网管人员。2009年7月21日来诊。

现病史：胃脘部疼痛、饱胀1年。平素饮食不节，生活不规律，导致胃痛，饭后饱胀，饮冷纳凉则加重，纳差消瘦，身困乏力，少言，神情淡漠，失眠，大便溏泄、色黑，每日1~2次，脉细弦，舌质暗红，舌体胖大

有齿痕，苔薄白，舌脉瘀阻。2008年10月胃镜示：胆汁反流性胃炎。

辨证分析：胃为仓廪之官，主受纳腐熟水谷；脾主运化，吸收水谷之精微，二者合为气血生化之源，后天之本。饮食不节，劳倦伤脾，则脾胃纳谷运化失职，升降失司，气机阻滞，故见胃痛、饱胀、纳差；化源不足，则脉细、消瘦乏力、身困懒言、神情淡漠、失眠；舌体胖大有齿痕、舌脉瘀阻，皆为脾虚血瘀之象。

诊断：脾胃虚弱，纳运失职。

治法：健脾和胃，宁心安神。

方药：四君子汤化裁。白术30g，枳壳15g，柴胡15g，升麻3g，甘松15g，紫苏梗20g，石菖蒲20g，远志15g，茯神20g，夜交藤30g，焦山楂、焦麦芽、焦神曲各15g，小麦30g，百合20g，甘草10g，生姜5片，大枣5个。3剂。

用法：凉水浸泡药物60分钟，文火煎煮30分钟，滤汁另置；再加入开水煎煮40分钟，两汁合并，分早晚两次空腹温服。胃康胶囊3瓶，每日3次，每次4粒，饭后1个半小时服。

方解：脾胃居中焦，一脏一腑，互为表里，职司升降。饮食不节，劳倦过度，则伤脾害胃，运化失职。气机阻滞则胃痛，治以健脾和胃。白术味甘苦，性温，长于补气健脾，为君药。枳壳性味辛苦，辛开苦降，能行气宽中、除胀，与白术配为枳术丸，主治脾虚气滞，饮食停聚，胸脘痞满，不思饮食，为臣药。柴胡重用疏肝理气，轻用升阳，与枳壳配伍，则升降有序，合升麻则升举清阳之气；甘松味辛性温气香，可行气醒脾散寒，消胀止痛；紫苏梗善理胃肠之气滞而宽中除胀，和胃止呕；远志、石菖蒲、茯神、小麦、百合、夜交藤、大枣补血养血，宁心安神；"胃不和则卧不安"，焦山楂、焦麦芽、焦神曲长于消食和胃，取此十三味药调畅气机，宁心安神，消食和胃，为佐药。甘草补中益气，调和诸药，为使药。全方共奏健脾益气、消食和胃、宁心安神之功。

二诊（7月28日）：胃痛、饱胀、身困乏力明显减轻，睡眠好，愿与人交谈，脉细，舌质淡，有齿痕，舌脉瘀。诸症好转，上方去夜交藤、远志、紫苏梗，加黄芪30g，当归15g，加强健脾益气，补气生血，养心安神之力。10剂。

三诊（8月20日）：胃痛止，饱胀消，精神好，身体有力，神情自若，睡眠好，食量增加，多则不适。脉沉缓，舌质淡红，苔薄白，舌边有齿痕，舌脉瘀大减。继服上方 5 剂，胃康胶囊 6 瓶，以资巩固。

半年后，患者因感冒来诊，知胃病已痊愈。

按语：患者年轻，初涉社会，生活、工作压力大，饮食不节，饥饱劳困，起居无时，寒温失调，而致心脾两伤，精神抑郁，胃痛饱胀之证。除辨证论治外，精神安慰、心理调适亦非常重要。治以健脾和胃，复纳运之功，充气血之化源，固后天之本；又宁心安神，缓肝之急，条达肝郁，使阴平阳秘，精神乃治。本方取四君子汤之意、甘麦大枣汤之法，调理安康矣。

案三　气虚血瘀胃脘痛，止血化瘀出血停

常某，女，45 岁，郑州市农民。2009 年 11 月 27 日初诊。

现病史：胃脘痛 10 年。空腹痛甚，吞酸烧心，大便溏泄，每日 2~3 次，色黑而黏，身困乏力，脉细弱，舌质淡，舌体胖大有齿痕，舌脉瘀。2009 年 11 月胃镜示：①胃窦及十二指肠溃疡。②慢性萎缩性胃炎。

辨证分析：久病多虚（瘀），脾胃虚弱，运化失职，气滞血瘀则胃痛；纳运失司，木郁土壅则吞酸；脾气虚损，则身困乏力、溏便、脉细、舌淡、边有齿痕；脾不统血则大便色黑；气虚血瘀则舌脉瘀阻。

诊断：脾虚失运，气滞血瘀之胃脘痛（胃出血）。

治法：急则治标，凉血止血为先；缓者治本，健脾益气。

方药：花蕊石散化裁。三七粉 15g（冲服），花蕊石 30g，海螵蛸 30g，血余炭 20g，大黄 15g，黄芪 30g，藕节炭 30g，延胡索 15g，白术 30g，茯苓 30g，甘草 6g。3 剂，水煎服。

方解：急则治标，止血为急务。三七味甘微苦，性温，入肝经血分，善化瘀止血而不留瘀。《本草新编》云："三七根，止血之神药也。"花蕊石酸涩，收敛止血化瘀，为君药。血余炭味苦，归肝、胃经，入血分，消瘀止血；藕节炭甘涩，归肝、胃经，收涩止血；二者助君药收敛止血之力，为臣药。大黄苦降，可凉血化瘀止血；海螵蛸咸涩，能制酸止痛，收敛止血，善治反酸、胃溃疡出血；延胡索行血中气滞、气中血瘀，治一身诸痛，妙不可言；黄芪、白术、茯苓一则补气健脾，行统摄之权，二则防化瘀伤正；此六味药，为佐药。甘草甘缓，调和诸药，为使药。全方共奏止血化瘀、健脾止痛之功。

二诊（12 月 1 日）：大便色黄，每日 3 次，胃痛吞酸减轻，能食粥，精神较前好转，脉沉细无力，舌质淡红，边有齿痕，尖边红，舌脉瘀。同

上方加吴萸连 10g，煅瓦楞子 30g，甘草 6g。3 剂。

三诊（12 月 4 日）：大便成形、色黄，每日 2 次，嗳气、烧心、胃痛均止，精神好，脉细，舌尖边赤有齿痕。此为血止阴伤未复，气阴两虚，治法转为益气养阴，健脾和胃，固本防复也。

处方：生黄芪 30g，当归 10g，白芍 20g，辽沙参 30g，白术 30g，茯苓 20g，甘松 15g，川厚朴 15g，枳壳 15g，煅瓦楞子 30g，吴萸连 10g，海螵蛸 15g，浙贝母 10g，甘草 10g。10 剂。胃康胶囊 3 瓶，每次 4 丸，每日 3 次，饭后 2 小时温水服。

四诊（12 月 18 日）：胃不痛，大便色黄、成形，每日 1 次，早起口干，饮食尚可，下午吞酸，脉细弱，舌质淡红，舌脉瘀，苔薄白。此为气虚血瘀仍存，上方加三棱 6g，莪术 6g，20 剂，两日 1 剂。胃康胶囊 6 瓶，以巩固之。

按语：胃出血为急，止血为要，急则治其标也。化瘀止血，犹禹治水之妙，疏导为法。益气养阴，邪去正复，缓则治其本，固本能防复矣。

案四　胃痛风湿疑难症，内外分治无相碍

李某，女，54 岁，郑州市人。2009 年 6 月 2 日来诊。

现病史：周身关节痛 10 年，加重 3 年；胃痛两年，饱胀、嗳气、纳差，时有恶心。1996 年，患者因流产后受凉，致全身疼痛，腕、肘、腰、膝关节疼痛尤重，晨僵，曾服中西各类抗风湿药，久治未愈，胃病又加。脉沉细，舌质暗红，体胖大，边有齿痕，苔白腻，舌脉瘀。类风湿因子阳性，乙肝病毒携带者。

辨证分析：产后气血大虚之体，复受风寒侵袭，致周身关节疼痛，正虚邪恋，缠绵不愈；屡服抗风湿、止痛类药物，损伤脾胃而致旧病未去，新病又加。脾胃纳运、升降功能失常，从而引起胃痛、饱胀、嗳气、纳差、时有恶心等症状；气虚血瘀，筋脉失养，故见脉沉细、舌质暗红、舌脉瘀阻；周身关节疼痛，为不通则痛矣；脾虚湿盛，故见舌体胖大有齿痕、舌苔白腻。

诊断：脾虚湿盛，气血亏损，筋脉失濡之风湿痛、胃痛。

治法：内外结合，趋利避害。内以健脾渗湿，补气活血扶其正；外以祛风胜湿，通络止痛祛其邪。

方药：①内服方：黄芪 30g，白术 30g，茯苓 30g，薏苡仁 30g，桑寄生 30g，鸡血藤 30g，高良姜 10g，香附 20g，甘草 10g，生姜 5 片，大枣 3

枚。7剂。

用法：凉水浸泡60分钟，文火煎煮30分钟，滤汁另置；再加开水煎煮40分钟，滤过，两汁合并，每日分3~5次少量温服，既利于消化吸收，又以免药多伤胃损脾，变生吐泻。

②药浴方：桂枝60g，白芍30g，秦艽30g，桑枝60g，威灵仙40g，川乌、草乌各10g，羌活、独活各20g，忍冬藤60g，络石藤30g，川木瓜20g。3剂。

用法：凉水浸泡60分钟，文火煎煮40分钟，滤汁另置；加开水煎50分钟，滤汁合并，加入浴盆中洗浴30分钟，以微汗出为宜，每日2次，勿令大汗淋漓，注意避风保暖。

方解：①内服方方解。脾胃为后天之本，气血生化之源。气足则运，可充化源，扶正气，气行则血行，筋脉得养，故首当补气健脾。白术味甘苦，性温，补脾胃之药也，土旺则能健运而胜湿；黄芪甘温，入脾胃经，《本草汇言》云："补肺健脾，实卫敛汗，祛风运毒之药也。"取二者大补元气之功，故为君药。茯苓味甘而淡，甘能补脾之气，淡能渗湿；薏苡仁甘淡微寒，渗湿健脾，清热除痹，共助君药健脾益气之功，为臣药。祛风先活血，血行风自灭，当归、桑寄生、鸡血藤养血活血，除风胜湿，通经活络；良附丸理气温中止痛，取此五味药补血活血、祛风除湿、通经止痛之功，为佐药。甘草补中益气，调和诸药，与生姜、大枣共为使药。全方共奏健脾渗湿、补气活血之功，脾气复，气血充，则诸症悉除矣。②外用方方解。风、寒、湿三气杂至，合而为痹。痹者，闭也，不通则痛，治疗应调和营卫，温通经络。桂枝味辛甘而性温，辛甘发泄通阳，辛温散寒通络，故为君药。芍药养血敛阴，桂枝、芍药配伍，散敛结合，可解肌发汗，调和营卫，故为臣药。秦艽、桑枝、羌活、独活、忍冬藤、络石藤、川乌、草乌、威灵仙、川木瓜祛风除湿，温通散寒，通痹止痛，为佐药。全方共奏调和营卫、温通经络、祛风除湿之功。

二诊（6月12日）：关节疼痛减轻，胃脘饱胀不饥，时有恶心，口干苦，舌质淡，苔薄白，舌边有齿痕，舌脉瘀，脉细无力。内服方去鸡血藤，加川厚朴15g，桂枝15g，赤芍15g。7剂。外用同上方3剂。

三诊（6月23日）：胃脘痛、饱胀、关节痛均较前减轻。仍有便溏，时有恶心、嗳气，舌质淡，苔薄白，舌边有齿痕，舌脉瘀，脉细。药证相符，症有所减，仍以内外合法治之，标本兼治。时值暑天，内服方加防风

6g，太子参 20g，玉屏风散全矣，补气固表以止汗。7 剂。药浴温度降低，以免汗出过多。

四诊（7 月 7 日）：胃痛、饱胀、出汗、乏力、关节痛、晨僵等症状均明显减轻，但小关节仍有疼痛，舌质淡，舌体胖大有齿痕，苔薄白，脉细。药证相符，疗效显著，然而四肢末端循环尚差，正虚邪恋，继以上方再服 15 剂，以扶正祛邪，促进康复。

五诊（8 月 14 日）：胃痛止，精神好，时有关节微痛，余无不适。舌质淡红，苔薄白，稍有齿痕，脉沉缓。患者基本痊愈，天气炎热，可暂停治疗，嘱生活规律，食疗调养，以观后效。

按语：余行医多年，临床常见因治疗风湿痛，屡服抗炎、抗风湿类止痛药而致脾胃功能严重受损的患者，旧病未愈，新病又加。因此，为病人负责，广开思路，独辟蹊径，创内治外治有机结合之"现代药浴疗法"，正所谓："王道霸道分内外，各走其道无相碍。合而扶正又祛邪，趋利避害康复来。"内以补气健脾、养血活血、滋补肝肾之法扶其正；外以祛风胜湿、通经活络、化瘀止痛祛其邪。这在一定程度上开拓了治疗风湿病的新思路和新方法。

案五　胃痛咳嗽皆误治，和胃利咽一扫光

李某，男，14 岁，住郑州市互助路 20 号。2008 年 5 月 16 日来诊。

现病史：胃痛、咳嗽 3 个月。3 个月前因感冒咳嗽，输液抗感染治疗 1 周，咳嗽未愈，胃痛又加，屡治不愈，纳差食少，消瘦乏力，咽喉干痒即咳，体重下降 10kg，脉沉细无力，舌质淡红，苔薄白，舌体胖大有齿痕。

辨证分析：此为上呼吸道感染而引发咽炎，消炎药损伤脾胃，脾胃纳运失司，谷气下流，阴火上乘，以致气逆而咳。

诊断：脾虚失运，阴火上乘。

治法：养阴益胃，清喉利咽。

方药：沙参麦门冬汤加减。辽沙参 30g，麦冬 15g，百合 20g，枳壳 15g，莱菔子 15g，甘松 15g，枇杷叶 30g，射干 20g，桔梗 15g，炒牛蒡子 15g，浙贝母 12g，连翘 15g，蒲公英 30g，甘草 10g。8 剂。

用法：水煎两遍，滤净合并，分早、中、晚 3 次温服。

胃康胶囊 3 瓶，每次 4 丸，每日 3 次，饭后 1~2 小时温开水送服。

方解：气上逆则咳嗽生。胃为燥土，和润则降。沙参、麦冬、百合养阴益胃，降肺胃之气，为君药。胃和则降，枳壳、炒莱菔子、甘松、枇杷

叶助君药和胃下气之力，为臣药。咽炎乃肺胃之阴火上乘，射干苦寒，清热利咽，为疗咽壁之圣品；桔梗、炒牛蒡子、浙贝母、连翘、蒲公英疏风清热，解毒利咽，为佐药。甘草和诸药而解毒，为使药。全方共奏养阴益胃、清喉利咽、下气止咳之功。

二诊（5月27日）：咳止，咽不干痒，胃已不痛，食欲增进，食量增加，脉细，舌质淡红，舌体胖大有齿痕。鉴于阴复气降，胃和咳止，脾虚失运，治宜补气健脾，固本防复。香砂六君丸、胃康胶囊为宜。

按语：本病因误治酿成肺胃皆伤之胃痛、咳嗽。咽喉干痒而咳，为肺胃燥热，气逆而咳，治以养阴益胃，润降气顺，则咳自止；胃和则气降而痛止，食进矣。临证不可不详辨，用药也当趋利避害，以防用药之损伤，以免造成医之过也。

案六　胃痛痛经及崩漏，抓纲论治病皆愈

张某，女，18岁。2004年12月3日来诊。

现病史：胃痛5年，加重半年。饱胀、嗳气，便秘，身困乏力，畏寒肢冷，痛经，崩漏，白带多，大便两天一行，脉沉细无力，舌质淡，苔白腻，舌体胖大有齿痕，舌脉瘀。

辨证分析：患者素有脾胃虚寒，故见胃痛、饱胀、嗳气、便秘、身困乏力、畏寒肢冷、痛经、崩漏、白带多、脉细无力、舌质淡、苔白腻、舌体胖大有齿痕；久痛必瘀，气虚血瘀，故见脉沉细无力、舌脉瘀。

诊断：脾胃虚寒，气滞血瘀之胃脘痛、痛经、崩漏、带下病。

治法：先以温中健脾，芳香化湿固其本；再随症加减治其标。

方药：理中汤合良附丸化裁。白术30g，干姜12g，茯苓30g，香附20g，高良姜10g，柴胡10g，枳壳15g，陈皮15g，半夏15g，藿香梗、紫苏梗各30g，生姜、大枣为引。10剂。

胃康胶囊6瓶，每次4丸，每日3次，餐后1~2小时服。

方解：脾胃虚久多寒，治宜温中健脾，理中汤主之。白术味甘苦，性温，补气健脾，为君药。干姜辛热，回阳温中，温经止痛；茯苓淡渗利湿，共助君药温中健脾之力，为臣药。寒凝气滞，气滞血瘀，血瘀则痛，良附丸理气温胃，散寒止痛；脾胃升降为职，柴胡、枳壳、陈皮、半夏升脾之阳，降胃之浊；藿香梗、紫苏梗善理胃肠之气滞，取此三组药理气和胃，温中止痛，为佐药。生姜、大枣和胃，为使药。全方共奏温中健脾、理气止痛之功。

二诊（12 月 18 日）：胃痛减轻，嗳气减少，大便不干，每日 1 次。月经先兆：乳房胀。脉沉细，舌质淡红，薄白苔，舌脉瘀。药证相符，诸症减轻，继服上方 7 剂，经来即停。鉴于患者月经将至，因势利导，方中已有疏肝理气之药，也有防治痛经之功；月经量多，备引血归经方，以加强统摄之权，防崩漏之证，治未病也。引血归经方：黄芪 30g，白术 30g，党参 20g，黑荆芥 30g，仙鹤草 30g，茜草 30g，益母草 30g，炙甘草 15g。3 剂。当经来次日、经多之前服，目的为引血归经，减少出血。此为权宜之计，治未病之谓也。

三诊（2005 年 1 月 28 日）：20 日经来，痛经大减，21 日服备用方，共两剂，服药后月经量显著减少，5 天干净。胃痛、嗳气大减，大便正常，脉沉细，舌质淡红，舌体胖大有齿痕，舌脉瘀稍减。经后不失时机，大补气血，同初诊方去藿香梗、紫苏梗、柴胡，加黄芪 30g，党参 20g，当归 15g，赤芍、白芍各 20g，炙甘草 10g，10 剂。胃康胶囊 12 瓶。

四诊（4 月 8 日）：服药后胃痛轻，遵上方又服 30 多剂，胃痛止，饮食、二便正常，经期服引血归经方 1~3 剂，月经亦正常，现在精神好，有力气。

按语：胃脘痛、痛经、崩漏及带下病，皆因脾胃虚寒，健运失司，湿浊下注，气滞血瘀所致。治病必求于本，脾虚失运为本，虚多生寒，故寒凝、气滞、血瘀而作痛。本案首以温中健脾，理气活瘀，散寒止痛之法治疗，突显了"异病同治"之功，也反证了东垣"内伤脾胃，百病由生"之理。

案七　肝郁脾虚胃脘痛，疏肝健脾消积热

酒某，女，河南济源人。2010 年 5 月 4 日初诊。

现病史：胃脘痛多年，加重 1 个月。脘腹胀痛，午后加重，纳差，食少，烧心，气短，口苦口干，咽部有异物感，面黄肌瘦，便溏不爽，每日 1 次，脉细弦，舌质暗红，苔薄白，舌体胖大有齿痕，舌脉瘀。胃镜示：①食管炎。②胃炎（充血、水肿、出血）。

辨证分析：患者素体虚弱，加之饮食不当，损伤脾胃，纳运失司，气机逆乱，因而脘腹胀痛；脾虚失运，积热于中，则嘈杂、烧心、口干苦、气短、腹胀午后加重、便溏不爽、咽有异物感、纳差、食少、面黄肌瘦、脉沉细；脉弦为肝郁气滞之象。

诊断：肝郁脾虚，积滞于中之胃脘痛。

治法：疏肝健脾，消积清热。

方药：柴胡疏肝散化裁。白术 20g，茯苓 20g，柴胡 10g，枳壳 15g，吴萸连 10g，蒲公英 20g，马齿苋 30g，三棱 10g，莪术 10g，槟榔 15g，陈皮 15g，甘草 6g。12 剂。

胃康胶囊 6 瓶，每次 4 粒，每日 3 次，饭后 1~2 小时，温开水送服。

方解：肝郁气滞，脾虚失运，肝胃不和，治宜疏肝健脾。柴胡、枳壳疏肝之郁，升清降浊，为君药。白术甘温，益气健脾；茯苓甘淡，渗湿健脾，共助君药疏肝健脾之力，为臣药。肝胃郁热吐吞酸，取"左金之意"，实则泻其子，以吴萸连疏肝之郁，清胃之热；积热于中，以三棱、莪术、槟榔消积导滞，积去则热除矣；余热未尽，以甘寒之蒲公英、马齿苋清热，无苦寒害胃之弊；陈皮理气和胃，疏肝清热，消积和胃，为佐药。甘草甘缓，调和诸药，为使药。全方共奏疏肝健脾、消积清热之功。

二诊（5 月 25 日）：胃脘痛及嘈杂减轻，仍有脘腹胀，大便溏，咽部有异物感，脉细弦，舌质淡红，舌脉瘀。热去症减，气滞明显，同上方去蒲公英、马齿苋，加紫苏梗 30g，炒莱菔子 15g，厚朴 15g，香附 20g，加强理气宽中之力。20 剂。

三诊（6 月 29 日）：咽部无异物感，胃病止，胀消，身体有力，脉细弦，舌质淡红，苔薄白，舌边有齿痕，舌脉瘀。上方继服 7 剂。

四诊（8 月 5 日）：近两日因食粽子，胃痛复发，纳差，舌质淡红，苔薄白，边有齿痕，舌脉瘀。脾虚失运，气虚血瘀，改用胃康胶囊治疗，健脾补气，活血化瘀善其后。嘱患者注意饮食起居，保持心情愉快。

按语：胃脘痛是临床常见病、多发病。胃炎、胃溃疡、十二指肠溃疡、功能性消化不良等病，以腹部疼痛为主要症状，其病因多为肝胃不和，气滞血瘀，胃失和降。胃脘痛有 9 种，首先明虚实，辨轻重，论气血，分新久。实指邪气实，风寒、生冷、肝郁、气滞、血瘀、伤食、虫积等因素所致之气机郁滞均属邪气实，治疗以温中散寒，疏肝理气，调畅气机，消食导滞。虚指脾虚、气虚、阴虚、正气不足或虚实夹杂，治宜补气健脾，温中固肾，益气活血。以验方制剂"胃康胶囊"治疗胃脘痛甚效。常与汤剂配伍，逐步根除，治人无数。

4. 腹泻

案一　脾虚湿阻之泄泻，燥湿健脾泻痢停

王某，男，46 岁，河南省电力工业学校干部。2009 年 7 月 1 日来诊。

现病史：脘腹饱胀 6 个月。平素暴饮暴食，生冷不忌，渐至饱胀，嗳

气，纳差，便溏，大便每日 5 次，身困乏力，虚汗淋漓，动则益甚，周身困重，四肢关节发凉，脉沉缓无力，舌质淡，舌体胖大有齿痕，苔厚腻。

辨证分析：饮食不节，脾胃俱伤。健运失司，湿由内生，聚湿生痰，痰浊阻滞，气机不畅，故见饱胀、嗳气、纳差、便溏；脾虚土不生金，肺卫不固，营卫失调，故见四肢关节发凉、畏寒、身困乏力、虚汗淋漓，动则益甚；脉沉缓无力、舌质淡、舌体胖大有齿痕、苔厚腻，皆为脾虚湿阻之象。

诊断：脾虚失运，湿浊内蕴之痞证。

治则：燥湿健脾，芳香化浊。

方药：二陈汤合平胃散化裁。白术 30g，苍术 15g，茯苓 30g，薏苡仁 30g，厚朴 15g，半夏 15g，陈皮 15g，藿香梗 30g，紫苏梗 20g，佩兰 30g，黄芪 30g，柴胡 10g，羌活 10g，姜枣引。10 剂，水煎服。

方解：饮食劳倦伤脾胃，健运失职，升降失司，气机不利，治宜健脾燥湿。白术、苍术健脾燥湿，皆入脾、胃经。苍术味辛苦，性温，偏于燥湿健脾；白术味苦，性甘温，偏于补脾益气，固表止汗；二者相须配伍，燥湿健脾之力倍增，故为君药。脾为湿土之脏，喜燥恶湿，茯苓、薏苡仁淡渗利湿，助君药健脾，故为臣药。健脾尤当益气，黄芪甘温，能健脾益气利水；湿浊阻中，有碍脾运，藿香梗、佩兰、紫苏梗芳香化浊；二陈汤和平胃散皆为燥湿健脾，理气化浊之剂；柴胡升清阳以降湿浊而中满除矣；羌活味辛苦，性温，祛风胜湿，本方取此九者芳香化浊，燥湿祛痰，助君、臣健脾除湿之力，祛邪扶正，故为佐药。生姜、大枣和营卫而引经报使。全方共奏燥湿健脾、芳化湿浊之功。

二诊（7 月 14 日）：痞胀大减，肠鸣、矢气减少，便溏，每日两次，饮食正常，精神好，虚汗减少，脉象沉缓，舌质淡，舌体胖大，苔薄白。药证相符，疗效显著，然邪减正未复，同上方去佩兰、苍术；加当归 10g，党参 20g，加强补气健脾养血之力，固本防复。6 剂。

三诊（7 月 21 日）：胀消，汗止，能食，身不困重，大便成形，每日 1 次，脉沉缓有力，舌质淡红，苔薄白。嘱患者饮食有节，以粥养之，不用再服药。

按语：饮食不节，伤脾害胃，纳运失司，湿由内生，聚湿生痰，更碍脾运，从而形成恶性循环。因此，必须及时纠正，正确辨治。以该案为例，痞证虽成，仍属功能性病变，未成器质性病变，当及时辨治，治宜芳化健脾，祛邪扶正，粥养而康复。半年之病，三诊即愈。虽说湿为阴邪，黏腻难除，久郁成痰，痰浊内停，更难剔除，诸病丛生，谓之疑难，故应有病早治，防微杜渐，以绝后患。

案二　饮食不节积热证，消积导滞清胃火

杨某，男，29岁，武汉人。2009年9月4日初诊。

现病史：胃脘饱胀不舒，烧心6个月。有高脂血症、脂肪肝、胃溃疡病史，嗜烟酒，饮食不节，作息无常。头晕，头重，身困，乏力，肥胖（体重100kg），便溏不爽，每日2~3次，便前腹痛，便后即止，脉沉滑，舌质淡，舌体胖大，边有齿痕，舌苔白腻，舌脉瘀。

辨证分析：饮食不节，劳倦伤脾，纳运失职，升降失司，气机逆乱，痰湿瘀浊阻滞化热，则胃脘饱胀、头晕、便溏、不爽、色黑、恶臭；头重、身困、乏力、肥胖、苔白腻、舌体胖大边有齿痕，皆为脾虚湿浊阻中、清阳不升之象。

诊断：脾虚失运，升降失司，痰湿阻中。

治法：健脾利湿，消积导滞，清热化湿。

方药：枳术汤加味。枳实15g，白术30g，茯苓30g，茵陈30g，槟榔15g，炒莱菔子20g，牵牛子10g，连翘20g，蒲公英30g，马齿苋30g，生何首乌30g，紫苏梗30g。6剂。

方解：脾胃虚弱，纳运失司，积热阻中是本病发生的关键，故治疗应从健脾消积，导滞清热着手。白术味甘苦，性温，健脾益气燥湿以复脾运，枳实下气宽中，故以枳术为君药。脾喜燥恶湿，茯苓甘淡渗湿以健脾；茵陈苦寒，利湿清热，二者共助君药利湿健脾之力，为臣药。积不去，热不除，槟榔、牵牛子、莱菔子、紫苏梗消积导滞，理胃肠之气滞；湿郁化热，马齿苋、连翘、蒲公英、生何首乌清热解毒，通腑排毒，取此八味药消积导滞，清热通腑，为佐药。全方共奏健脾利湿、消积导滞、清热通腑之功。

二诊（9月11日）：服药6剂后，大便黑黏，恶臭不爽，每日1次，脉细无力，舌质淡，舌体胖大，苔白腻。此为脾气不足。上方加太子参30g，黄芪30g，加强健脾益气之力，以恢复脾运。4剂，水煎服，日1剂。

三诊（9月15日）：大便每日1次，排便不爽、臭秽。晨起吐痰多、呈灰色，脉细无力，舌质暗红，边有齿痕，舌脉瘀。此为积滞郁热未除，治当注重消积导滞，清热化浊，通腑排毒，不急于补气。调方如下：白术

30g，茯苓 30g，厚朴 15g，槟榔 15g，牵牛子 15g，炒莱菔子 20g，白头翁 30g，生何首乌 30g，枳实 15g，三棱 10g，莪术 10g，陈皮 15g，半夏 15g。3 剂。

四诊（9 月 18 日）：服上药后腹泻，大便量多恶臭，每日 1~2 次，腹痛消失，口臭大减，食欲好转，脉细，舌质淡，苔薄白腻，舌体胖大有齿痕。药证相符，邪犹未尽，继服上方 5 剂。

五诊（9 月 22 日）：排便爽利，大便量多，每日两次，胃胀轻，矢气减少，脉细无力，舌质淡红，苔薄白少腻，舌脉瘀。此为邪去大半，正气未复，同上方去牵牛子、白头翁，加太子参 20g，黄芪 30g，加强补气健脾之力。5 剂。

六诊（9 月 28 日）：大便通畅，每日 1 次，近几天疲惫困乏，痰多，头晕，脉沉细，舌质暗红，苔薄腻，舌脉瘀。证属痰浊上犯清窍，同上方加天麻 15g，半夏 15g，陈皮 15g，葛根 20g。6 剂。

七诊（10 月 8 日）：大便正常，痞胀全消，精神好，无困乏，体重下降 20kg。鉴于患者经常出差，嘱服用枳术消积丸，以健脾消积，保持胃肠通畅，避免积滞痞满之患。嘱饮食有节，生活规律，勿过食肥甘。

按语：饮食劳倦，脾胃俱伤。本案患者过食肥甘厚腻，劳累过度，脾胃俱伤，积热于中，诸症丛生。初治以健脾消积，又恐伤正气，而加太子参、黄芪，然姑息养奸，壅塞不效；后改以消积导滞，清热通腑，积瘀浊毒，通而泻之，邪去则正安，正所谓"积去热除"。复以健脾扶其正，化滞祛邪，促使康复，终以枳术消积丸消补兼施加以巩固。

案三 肠易激症缘脾虚，健脾化湿增免疫

吴某，男，30 岁。2008 年 3 月 7 日初诊。

现病史：腹泻两年，近日大便每日 8 次。每因进食寒凉、油腻之物而腹泻不止，劳则身困乏力，动则大汗，脉沉细，舌质淡，舌体胖大，舌脉瘀。西医诊断为肠易激综合征。

辨证分析：饮食不当，损伤脾胃，运化失司，致肠道分清别浊功能失常，腹泻不止，湿邪内盛，黏滞重浊，致使病程缠绵，反复发作。土不生金，肺卫气虚，故动则大汗淋漓、身困乏力；久病入络，故舌脉瘀阻；脉细、舌质淡、舌体胖大、苔薄白，皆为脾虚之象。

诊断：脾胃虚寒，健运失司之泄泻（肠易激综合征）。

治则：健脾和胃，温中化湿。

方药：六和正气丸化裁。白术 30g，太子参 20g，茯苓 30g，白扁豆 20g，干姜 10g，藿香梗 30g，紫苏梗 20g，陈皮 15g，焦山楂、焦麦芽、焦神曲各 15g，炙甘草 10g。10 剂，每次 6g，每日 2 次。

方解：脾虚失运，湿浊并走大肠而致腹泻不止，治当健脾益气，使脾运得复最为重要。太子参味甘苦，性平，归脾、肺经，能补脾肺之气；白术味苦，性温，归脾、胃经，太子参和白术健脾益气，共为君药。白扁豆、茯苓味甘淡，性温，甘能补，淡能渗，可温化寒湿，健脾止泻，助君药健脾化湿，为臣药。湿盛则濡泄，藿香梗性温，气味芳香而不猛烈，温煦而不偏于燥烈，能祛阴霾湿邪而助脾胃正气，治疗湿困脾阳之倦怠乏力、饮食不甘、舌苔浊垢者，最为适宜；紫苏梗性辛甘，微温，归脾、肺、胃经，功专理肠胃之气；中阳不建，寒从中生者，取大辛大热之干姜以温运脾阳；陈皮、焦山楂、焦麦芽、焦神曲健脾和胃，取此七味药化湿和中，温脾止泻，为佐药。炙甘草合太子参、白术，意在补中，又能调和诸药，为使药。全方共奏健脾益气、温中和胃、化湿止泻之功。

二诊（3 月 17 日）：大便溏，每日 3 次，虚汗少，精神好，脉细无力，舌质淡红，舌体胖大，有齿痕，舌脉瘀。上方加黄芪 30g，防风 10g，加强益气固本止汗之力。10 剂。

三诊（4 月 15 日）：大便成形，每日 1 次，身体有力，饮食增加，虚汗止，脉沉细，舌质淡红，苔薄白，齿痕不明显。此为邪祛正未复，宜健脾益气，化湿和胃，继服六和正气丸以固本防复。

按语：肠易激综合征是一种以腹部不适伴排便习惯改变为特征的功能性肠胃病。本病以肠鸣、腹泻为主要症状，每因进食生冷、油腻之物而泻下如注，反复发作，迁延难愈，病程长达数年至数十年。本案以脾虚湿阻、健运失司、胃肠功能紊乱为主要病机，治疗当从健脾着手，从湿论治，化湿贯穿始终，治疗月余，收效良好。

案四 伤食泄泻遭误治，治病求本须辨证

张某，男，30 岁，教师。2009 年 6 月 23 日初诊。

现病史：饮食不当导致腹泻 1 个月。每日泄泻 2~3 次，多食泻甚，饮冷纳凉，即肠鸣泄泻，甚则水泻如注。曾服抗生素等药物 20 多天，泄泻未止，脾胃损伤，纳差食少，消瘦乏力，体重下降 8kg，脉沉细，舌红无苔，舌体胖大有齿痕，舌脉瘀阻。西医诊断为肠易激综合征，胃镜显示：浅表性胃炎，幽门螺杆菌（+++）。

辨证分析：胃主纳谷，脾主运化，脾胃乃气血生化之源。患者素体脾虚胃弱，复为饮食所伤，纳运失司，又久服消炎药，更伤脾胃，致胃肠消化吸收不良、泄泻、消瘦；"湿胜则阳微"，脾阳虚损及于肾阳，火不生土，脾肾俱虚，故饮冷纳凉即肠鸣泄泻；久泻伤阴，故见舌红、无苔、面黄肌瘦无泽、脉细；舌体胖大有齿痕为脾虚之象；脾虚则不能帅血而行，故而舌脉瘀阻。

诊断：脾肾阳虚，纳运失司之泄泻（肠易激综合征）。

治则：健脾和胃，补气活血。汤药、中成药配合使用，内治、外治兼用。

方药：六和气丸化裁。白术20g，茯苓20g，白扁豆20g，藿香梗20g，紫苏梗20g，川厚朴15g，焦山楂、焦麦芽、焦神曲各15g，补骨脂15g，吴萸连8g，陈皮15g，甘草10g。6剂。

胃康胶囊3瓶，每次4粒，每日3次，饭后1~2小时温开水送服，以补气健脾，活血消瘀。

敷脐宝。吴茱萸、公丁香、藿香、紫苏梗、砂仁、高良姜等分，打粗粉，装入14cm×15cm大小的夹层布袋中，背面覆塑料膜以防药气外泄，包好后敷脐，可温中透里，芳香醒脾，暖胃止泻。

方解：脾胃者，以纳运为功，虚则不运，化源不足，五脏六腑无所禀。脾喜燥而恶湿，欲固其本，当先健脾。白术味苦甘而性温，入脾、胃经，能益脾胃之阳气，燥脾胃之寒湿，为补脾益气之要药，本方取其健脾祛湿之功，为君药。茯苓甘淡，可健脾渗湿，与白术配伍，渗湿健脾之力倍增；白扁豆味甘，性温气香，入脾胃经，能和中化湿，补脾止泻。茯苓、白术共助君药健脾渗湿之力，为臣药。胃主纳谷，脾主运化，健脾不忘和胃，藿香梗芳香而不燥烈，可醒脾而止泻；紫苏梗和中行气宽中，独取其梗者，可理胃肠之气滞；厚朴苦温行气；吴萸连寒热并用，既祛中土之寒，达肝木之郁，又能厚肠而止泻痢；补骨脂辛苦温，善补命门之火，此为补火生土之妙用；焦山楂、焦麦芽、焦神曲、陈皮消食和胃，取此九味药理气畅中，补火生土，为佐药。甘草味甘，补中益气而调和诸药，为使药。全方共奏健脾和胃、补气活血、止泻之功。

二诊（6月30日）：大便成形，每日1次，肠鸣大减，仍有胃痛，脉细，舌质红，舌尖边赤。诸症减轻而虚热仍在，应忌用苦寒清热败胃之药，同上方加蒲公英30g，马齿苋30g，取其甘寒微苦、药食兼用之性。

6 剂。

三诊（7 月 7 日）：胃脘痛止、胀消，大便成形，每日 1 次，因说话多而咽喉干痛，脉细，舌质偏红，苔薄白。证属纳运功能有所恢复，但气阴不足，虚热犹存，治宜补气健脾，养阴清热。

处方：黄芪 20g，当归 10g，白术 20g，茯苓 20g，薏苡仁 30g，蒲公英 30g，竹茹 15g，牡丹皮 15g，赤芍 15g，吴萸连 12g，枳壳 15g，陈皮 15g，辽沙参 15g，玄参 15g，甘草 6g。6 剂。

四诊（7 月 14 日）：食欲好转，有饥饿感，大便每日 1 次，胃无不适，体重增加 1kg，脉细，舌质淡红，舌尖边赤，苔薄白。此乃邪已去，正初复，继服上方 6 剂，以资巩固。因需去外地工作，嘱患者带胃康胶囊 6 瓶，每日 3 次，每次 4 丸，温开水送服。

按语：本案患者素来脾胃虚弱，复为饮食所伤，又过度抗感染治疗，致脾胃纳运失司，消化吸收功能紊乱，从而导致泄泻，西医称之为"肠易激综合征"。脾肾阳虚，纳运失司，湿由内生，治宜健脾益气、芳香化湿、温肾助阳以固其本；补气活血化其瘀，使邪祛正复。内外合治，三位一体，更加食养，综合运用，从而发挥最大疗效。

案五 泄泻急迫五更泻，温补脾肾和阴阳

芦某，女，42 岁，郑州工人。2008 年 12 月 16 日来诊。

现病史：五更泻 5 个月。每日黎明前自觉少腹不舒，急迫欲便，便后则舒，每日 2~3 次，伴面黄无泽，眼袋黧黑，脉沉细无力，舌质淡，苔薄白，舌体胖大有齿痕，舌脉瘀阻。素有饮食不节，饥饱失宜，渐成此疾。

辨证分析：饮食不节，损伤脾胃，脾虚及肾，脾肾阳虚，黎明阴阳交替之时阴气独盛，阳气虚弱，寒凝气滞，则窘迫难忍，泻后释然；肾水侮土则眼袋黧黑；化源不足，气血不能荣于面，则面黄无光泽；脉细无力、舌淡苔白、舌体胖大有齿痕、舌脉瘀，皆为脾气大虚，气虚血瘀之象。

诊断：脾肾阳虚，气虚血瘀之泄泻（五更泻）。

治法：温补脾肾，补气活血。

方药：参苓白术散合四神丸加减。白术 20g，党参 20g，茯苓 30g，白扁豆 20g，补骨脂 15g，益智仁 15g，桂枝 15g，干姜 10g，五味子 10g，诃子 15g，三七 10g（冲服），甘草 10g。7 剂。

方解：本证是由脾肾阳虚所致，"五脏不和调于胃，胃和五脏安"，故治宜补脾和胃。白术、党参益气健脾渗湿，为君药。茯苓、白扁豆助君健

脾渗湿之力，为臣药。脾阳虚损及于肾，故应"补火生土"，补骨脂味辛苦，性温，《本草经疏》云："能暖水脏，阴中生阳，壮火益土之要药也。"益智仁味辛，性温，能暖肾温脾；桂枝、干姜温阳化气；诃子、五味子涩肠止泻；三七活血化瘀止血，取此七味药温肾助阳，涩肠止泻，活血化瘀，为佐药。甘草既能补中益气，又可调和诸药，为使药。全方共奏温补脾肾、补气活血止泻之功。

二诊（12月23日）：服药后晨起不急于如厕，大便仍溏，舌脉如前。同上方加黄芪30g，当归10g，加强补气和血、健脾止泻之力。7剂。

三诊（2009年1月30日）：大便成形，每日1次，食欲好转，自觉身体有力，脉细，舌质淡红，舌体胖大有齿痕，舌脉瘀。药证相符，病有所减，效不更方，继上方再服10剂。

四诊（2月10日）：饮食、二便正常，面色红润光泽，精神好转，体力增强，脉沉缓，舌质淡红，苔薄白，舌边有齿痕。疾病初愈，脾气尚虚，嘱患者以粥养之，配合中成药参苓白术散以巩固治疗。

按语：五更泻乃脾肾阳虚，火不生土，失其温熙之故。益气健脾，温阳补肾是该病的正治之法，气旺则帅血而行，循环畅通，瘀血自消。

案六　肥甘厚腻伤脾胃，芳化健脾胃肠清

李某，男，35岁，汉族，酒店经理。2005年12月9日初诊。

现病史：腹泻1年，加重3个月。平素饮食不节，嗜食肥甘厚腻，肥胖，腹胀，泄泻，每日3~4次，便前腹痛，便后痛缓，伴有内痔下血，脉滑数，舌质暗红，舌体胖大有齿痕，苔黄厚腻，舌脉迂曲瘀阻。

辨证分析：饮食不节，伤脾害胃，聚湿化热，故见脉滑数、舌体胖大有齿痕、苔黄厚腻、腹胀、腹泻；气虚血瘀，故见舌质暗红、舌脉迂曲瘀阻、内痔下血。

诊断：脾虚湿阻，气虚血瘀之慢性腹泻（肠炎）。

治法：芳化健脾，消积清热。

方药：六和正气丸化裁。白术30g，茯苓30g，焦扁豆20g，藿香30g，紫苏梗30g，陈皮15g，半夏15g，焦山楂、焦麦芽、焦神曲各15g，槟榔15g，木香10g，马齿苋30g，蒲公英30g，生姜、大枣为引，6剂。

方解：脾虚湿阻，当健脾化湿。白术，味甘苦，性温，能健脾燥湿，为君药。脾喜燥恶湿，茯苓、焦扁豆淡渗化湿，助君健脾之力，为臣药。湿浊阻中，以藿香、紫苏梗、陈皮、半夏芳香化浊，理气燥湿；脾虚失

运，积滞不化，以焦山楂、焦麦芽、焦神曲、槟榔、木香消积导滞；积滞化热，以马齿苋、蒲公英甘苦寒清之，取此三组药化湿消积清热，为佐药。全方共奏健脾化湿、清热导滞之功。

二诊（12月16日）：便溏，每日1~2次，仍有腹部疼痛，痔疮出血，脉沉细，舌体胖大有齿痕，苔垢腻，舌脉迂曲瘀阻。证属气滞血瘀未除，上方加厚朴、三棱、莪术各10g，加强行气导滞、活血化瘀之力。7剂。

三诊（12月23日）：大便已成形，每日1次，便前无腹部疼痛，饮食尚可，舌苔薄黄腻。此为积消湿减，痛血俱止，予验方制剂，以和中健脾、益气和血、祛邪以扶正。六和正气丸两袋，每次9g，每日两次，饭后服。结肠舒浓缩丸两袋，每服6g，每日两次，早晚饭前服。

四诊（2006年3月5日）：大便正常，饮食尚好，脉沉缓有力，舌质淡红，舌苔薄白。再配六和正气丸、结肠舒浓缩丸各一袋，以资巩固。

按语：患者系酒店经理，因职业关系社交招待频繁，过食肥甘厚腻，伤脾害胃，导致纳运失司，聚湿化热，阻滞中州，因而更碍脾运，形成恶性循环。应健脾治其本，化湿治其标，立健脾化湿，清热导滞，理气活血，标本兼治之法，步步为营，使邪祛正复。终以验方制剂和中健脾，益气和血，使疗效得以巩固，彰显中医临证用药特色。

案七　脾虚湿阻泄泻久，芳化健脾增免疫

张某，男，43岁，公安分局指挥中心就职。2012年11月21日来诊。

现病史：腹泻8年。因职业因素、饮食不节、过食肥甘及劳累过度所致，经多方治疗，时轻时重。素有食欲亢进，进食快且多，贪食易饥，现仍有口干、口黏、口臭、肠鸣、腹痛即泻等症状，每日腹泻10多次，甚至水泻如注，泻后痛止，脉细弦，舌质淡红，苔白厚腻，舌体胖大有齿痕，舌脉瘀阻。2004年肠镜示：溃疡性结肠炎（全结肠充血、水肿，多处溃疡）。

辨证分析：患者有结肠炎病史，经治疗器质性病变已愈，然久泻脾虚，健运未复，而见上述诸多症状，证属脾虚失运、胃肠功能紊乱、免疫力低下之"肠易激综合征"。气虚则血瘀，故见舌脉瘀阻；饮食不节，食而不化，积郁化热，故见口臭、食多而泻多；脾失健运，湿由内生，故见口黏、舌质淡、苔厚腻、舌体胖大有齿痕、肠鸣、腹痛、腹泻。

诊断：脾虚湿阻，气虚血瘀之慢性腹泻（肠易激综合征）。

治法：健脾化湿，补气活血，有序论治。

方药：六和正气丸化裁。藿香梗 30g，紫苏梗 30g，苍术、白术各 20g，茯苓 20g，山药 30g，白扁豆 20g，焦山楂、焦麦芽、焦神曲各 15g，吴茱连 12g，川厚朴 15g，甘草 10g。10 剂，水煎服。

六和正气丸 3 袋，每次 6g，每日 2 次，饭前白开水送服。结肠舒浓缩丸两袋，每次 6g，每日 2 次，饭前温开水送服。

方解：脾为湿土，喜燥恶湿，脾虚湿阻，更碍脾运，治以芳化健脾。藿香梗味辛而性微温，其气芳香，辛能散表邪，芳香化里湿，善治脾虚湿浊中阻之证；紫苏梗理气宽中，二药皆取其梗者，因其善理胃肠之气滞而芳香化湿，为君药。苍术、白术化湿健脾，合君药芳化健脾之力倍增，为臣药。茯苓、山药、厚朴、白扁豆健脾化湿；焦山楂、焦麦芽、焦神曲健脾消积；吴茱连苦辛通降，疏肝之郁，清胃之热，共为佐药。甘草调和诸药，为使药。全方重在健脾化湿，祛邪以扶正，合结肠舒缩丸共奏补气健脾、活血化瘀之功。

二诊（2013 年 2 月 6 日）：（电话回复）先服汤剂及六和正气丸，病情好转，肠鸣、腹痛轻，大便次数减少，接服结肠舒丸至今，便溏、每日两次，无腹痛，饮食正常，进食速度减慢，食量减少，口臭消失，请寄六和正气丸 6 袋、结肠舒丸两袋，以巩固疗效。

按语：本案因久泻脾虚，饮食不节，劳累过度，致健运失司，湿浊阻中，而湿邪更碍脾运，形成恶性循环。邪不去，正难复，治当芳化湿浊祛其邪，健脾固本扶其正，继以补气健脾，活血化瘀，调和气血以增强抗病能力，固本防复矣！

案八　久泻脾虚夹积热，健脾消积兼化瘀

钟某，男，43 岁，江西省赣州南康市林业局干部。2013 年 5 月 21 日来诊。

现病史：腹泻 10 年，多方求治不愈。大便色黑质黏，排便不爽，腹痛即泻，肛门灼热，每日 3~4 次，每因进食生冷及辛辣刺激食物而泻甚，便前肠鸣腹痛，便后缓解，食欲好，多食则胃胀，口臭，困乏，汗多，怕冷，脉沉数有力，舌质红，苔薄白腻，舌体胖大有齿痕，舌脉瘀阻。

辨证分析：久泻伤脾，健运失司，积热胃肠，故见腹泻、灼肛、便黑黏腻、排便不爽、便前肠鸣腹痛、便后缓解；积热胃肠，故见食欲亢进、胃胀、口臭、脉沉数、舌质红；脾虚湿阻，则苔白腻、舌体胖大有齿痕、困乏、汗多；气虚故见舌脉瘀。

诊断：脾虚湿阻，积热血瘀之慢性腹泻（肠易激综合征）。

治法：健脾化湿，消积导滞。

方药：六和正气丸化裁。藿香 20g，紫苏梗 20g，生白术 30g，枳壳 15g，茯苓 20g，吴萸连 15g，焦山楂、焦麦芽、焦神曲各 15g，白扁豆 20g，葛根 20g，马齿苋 30g，甘草 10g。10 剂，水煎服。

六和正气浓缩丸两袋，每次 6g，每日 2 次。

方解：脾虚湿阻，当健脾化湿。生白术、枳壳健脾宽肠，消补兼施，为君药。藿香、紫苏梗芳香化湿，为臣药。茯苓、白扁豆甘淡渗湿而健脾；吴萸连疏肝之郁，清胃之热而制酸；焦山楂、焦麦芽、焦神曲消积导滞，化瘀畅中；马齿苋、葛根清热止泻，升脾之清阳，取此八味药升清健脾消积，为佐药。甘草味甘，调和诸药，为使药。全方共奏健脾化湿、消积导滞之功。

二诊（6 月 22 日）：大便成形，每日 1~2 次，排便爽利，灼肛、腹痛、虚汗等症消失，饮食正常，脉沉细，舌淡，苔白根腻，齿痕减少，舌脉瘀。此为邪热去，正未复，治宜补气健脾，活血化瘀，固本防复。

处方：黄芪 30g，党参 20g，白术 30g，茯苓 20g，白扁豆 20g，当归 12g，吴萸连 12g，藿香梗 20g，紫苏梗 20g，马齿苋 30g，鸡血藤 30g，甘草 10g。10 剂。

按语：久泻脾虚，健运失司，积滞化热，虚实夹杂，故当消积兼化瘀，健脾以扶正，匡正脾胃健运功能，自然脾健而泻止。六和正气丸能芳化健脾，和中正气，匡正脾胃，常用于治疗外感内伤、脾虚腹泻、肠易激综合征等，效果显著。

5. 便秘

案一 积热肠胃成便秘，积消热除腑气通

张某，男，65 岁。2009 年 2 月 10 日来诊。

现病史：便秘 5 年，4~5 日一行，腹胀，纳差，口干，口苦，舌质暗红，少苔，舌脉瘀阻，脉细。

辨证分析：热滞肠胃，壅塞不通，津伤液耗，肠失濡润而致便秘、腹胀、口干、口苦；胃主纳谷，脾主运化，脾胃虚弱，纳运失司，故见纳差、饱胀、嗳气；化源不足则脉细；久病气虚血瘀则舌脉瘀阻。

诊断：热郁肠胃，气虚血瘀之便秘。

治则：通腑泄热，益气活血。

方药：枳术汤加味。生何首乌 30g，瓜蒌 15g，桃仁 15g，枳实 15g，白术 20g，炒莱菔子 15g，槟榔 15g，焦山楂、焦麦芽、焦神曲各 15g，当归 10g，黄芪 30g。3 剂。

用法：加凉水浸泡 60 分钟，文火煎煮 30 分钟，滤过另存；再加热水煎 40 分钟，两汁合并，每日 2 次，早晚空腹温服。

方解：《素问·五脏别论》云："六腑者，传化物而不藏，故实而不能满也。"腑以通为用，大肠者，传导之官，积滞于中，热郁津伤，传化失司，当以清降之法治之。生何首乌味苦，性寒，清降为功，能清热解毒，润肠通便，善治热秘，故为君药。瓜蒌甘寒，微苦，归脾、胃、大肠经，善润燥清肠通便；桃仁味苦甘，性平，归心、肝、大肠经，能活血祛瘀，润肠通便，本方取二者甘寒润肠之功，助君药通便之力，故为臣药。枳实、白术、炒莱菔子、槟榔、焦山楂、焦麦芽、焦神曲消积导滞，下气宽肠，为佐药。气行血行，取当归补血汤以补气生血，气促血运，引诸药环流周身，则瘀血自散，表里通达，脏腑和谐，故为使药。全方共奏通腑泄热、益气活血之功。

二诊（2 月 13 日）：排便不爽，每日 1 次，脉细，舌质暗红，尖边赤，苔薄白，舌脉瘀。药证相符，症有所减，故同上方减生何首乌 10g，加槟榔 10g，理气导滞则后重除、大便爽；加玄参 20g，辽沙参 20g，加强清热养阴之力。10 剂。

三诊（3 月 3 日）：大便呈软条状，每日 1 次，腹胀减轻，饮食正常，脉细，舌质淡红，舌苔薄白，舌脉瘀减轻，继以通腑宁浓缩丸巩固疗效。通腑宁浓缩丸，每日 1 次，晚饭前服 10~20 丸，以大便质地的软硬情况调整剂量和疗程，多饮开水，以增水行舟，定时排便，养成良好的排便周期。

5 月 20 日回访，病已痊愈。大便通畅，每日 1 次，饮食正常。服通腑宁浓缩丸，初服 15 丸，递减至 5 丸，大便一直保持通畅后停药，偶有一日未便，再服 5 丸即便。

按语：便秘为临床常见、多发病，其病因病机不尽相同，很难以一方而统治之。据病辨证，各施其法，先用汤药调理，后以验方通腑宁浓缩丸为基础，经过个体化辨证，量身定做，制成小料加工制剂，巩固善后，每获良效。此法既方便患者，又节省资源，体现了中医临证用药特色。药丸特定服法：每天下午 5 点晚餐前服药 10~20 丸，温开水送服，以次日上午能通畅排出软条状大便为佳。必须定时服药，多饮开水，定时排便，养成良好的排便周期。此外，患者可根据大便质地软硬、病程长短、体质强弱、病情轻重而调整服药剂量和疗程长短。

案二　气虚津枯便秘症，补气活血润肠通

李某，男，76 岁，省直离休干部。2009 年 2 月 10 日来诊。

现病史：便秘 6 年。便干如羊屎、1～2 日一行，有时甚至需用开塞露，总有便意，脘腹饱胀，餐后胀甚，口干，舌质暗红，少苔，舌体胖大有齿痕，舌脉瘀，脉沉细。有胃炎、冠心病史二十余年，曾做过心脏支架手术。

辨证分析：患者年高体弱多病，脾肺气虚，大肠传导无力，纳运失常，气阴两虚，故见脉沉细；肠道失濡则大便秘结；气虚血瘀，故见舌质暗红、少苔、舌脉瘀阻。

诊断：气虚血瘀，津枯便秘。

治法：补气健脾，润肠通便。

方药：当归补血汤加味。黄芪 30g，当归 15g，生白术 30g，太子参 15g，茯苓 20g，枳实 15g，生何首乌 30g，桃仁 15g，槟榔 15g，炒莱菔子 15g，炙甘草 10g。7 剂。

用法：凉水浸泡 60 分钟，文火煎煮 30 分钟，滤汁另存；再加热水煎煮 40 分钟，两汁合并，分 2 次早晚食前温服。

方解：本病与肺、脾、肾三脏气虚，脏腑功能失调有关。化源不足、气阴两虚、肠燥失濡而致大肠传导失司之便秘，故治疗应大补脾肺之气，补气生血，养阴润燥。取当归补血汤，补气生血扶正气，为君药。枳实、白术健脾补气，宽中促动，消补兼施，促大肠传导之力；太子参甘平，能补气健脾养阴；茯苓甘淡，善健脾补中，与参、术、草巧为补气首方——四君子汤，共助君药益气健脾固其本，故为臣药。气虚血瘀，肠燥失濡，生何首乌、桃仁活血化瘀，润肠通便；炒莱菔子、槟榔消积导滞，下气宽肠，取此四味药活血化瘀，润肠通便，消积导滞，下气宽肠，为佐药。炙甘草健脾补中，调和诸药，为使药。全方共奏健脾益气、消补兼施、润肠通便之功。

二诊（2 月 20 日）：大便已通，干块不尽，仍腹胀、纳差，餐后胀甚，右脉弦细，舌质暗红，苔薄白，舌脉瘀。药证相符，症有所减，燥屎未尽而肾气虚也，同上方加肉苁蓉 30g，再服 7 剂，除恶务尽矣。

三诊（2月27日）：大便成条状、无干块，每日1次，腹胀大减，饮食好转，脉细，舌质暗红，苔薄白，舌脉瘀。此为邪去正未复，治以补气健脾，养血润便，调理胃肠。处方：黄芪30g，当归15g，肉苁蓉30g，生白术30g，枳实15g，紫苏梗20g，甘松15g，槟榔15g，茯苓20g，何首乌15g，炒莱菔子15g，桃仁15g，炙甘草10g。7剂。

四诊（3月13日）：大便通畅，每日1次，饮食尚可，脉沉缓，稍有力，舌质暗，苔薄白，舌脉瘀减。继服上方14剂。

五诊（3月31日）：大便成形，每日1次，饮食恢复正常，无腹胀，右脉细弱，左沉缓较有力，舌质淡红，苔薄白。此为元气尚虚，同上方加炙黄芪30g以补三焦、益元气，7剂。另配通腑宁浓缩丸1袋，每次15丸，每日1次，晚饭前服，以巩固疗效。

按语：老年便秘以虚秘多见。虚者，元气不足，肠蠕动无力是其一也；阴血不足，肠失濡润是其二也。气虚、血虚之便秘，皆忌泻下攻伐，民间多用番泻叶、大黄等药物峻泻，虽可取一时之效，但得不偿失。还有人认为便秘皆火，常用三黄片、牛黄解毒片、黄连上清片等败火剂，或可取一时之快，但量日增，效递减，终无效，正愈伤，秘更甚，是何故？其不知苦寒败胃，元气伤；苦燥伤阴，血更虚，无益恢复气血，焉能促动、润肠、通便乎！补气健脾以滋化源，养阴补血以润肠通便，此乃正治之法。"汤剂灵活利辨证，制剂简便更节省"，这是辨治老年便秘症的经验之谈。本案证属虚秘，因患者有冠心病，忌大便用力，因此保持大便调畅非常重要，故备通腑宁浓缩丸，以通腑润便，防患于未然。

案三　积热便秘气阴伤，益气养阴腑通畅

赵某，女，26岁，自由职业者。2008年12月12日来诊。

现病史：便秘10年，加重3个月。自幼大便干结如羊屎，解便困难、3~5日一行，伴失眠多梦、痤疮、腹胀、口臭、口干等症状，平素不喜饮水、喝粥，舌质红，少苔乏津，脉沉细。

辨证分析：禀赋不足，脾肺气虚，饮食不节，积滞胃肠，化热伤津，肠失濡润而便秘、口干、口臭；积热火毒，内郁外发而痤疮不断；胃不和则卧不安；舌质红、少苔、乏津、脉沉细皆为气阴两虚之象。

诊断：积热火毒，内郁外发之便秘。

治法：消积导滞，清热养阴，润肠通便。

方药：枳术消积丸化裁。辽沙参30g，麦冬15g，生白术30g，枳实

15g，炒莱菔子 20g，槟榔 15g，瓜蒌 15g，生何首乌 30g，决明子 30g，郁李仁 15g，甘草 6。水煎服，14 剂。

方解：急则治标，缓则治本，标本兼顾为治法之常。本案乃属气阴两虚之便秘，治当标本兼顾，以益气养阴、消积导滞、润肠通便之法，增水以行舟。辽沙参甘寒，入肺、胃经，甘能养阴，寒能生津，甘寒合而为用，补肺胃之阴而清热生津；麦冬甘苦微寒，滋养胃阴，生津止渴，二者相须配伍，养阴清热生津之力倍增，故为君药。脾司运化，得阳始运，为胃行津液者也。白术甘苦性温，甘温能益脾胃之阳气，苦温能燥脾胃之寒湿，故为补脾胃之要药；白术合枳实巧为枳术丸，可补脾宽中下气，消补兼施矣！又可助君药益气生津之力，为臣药。积滞于中，壅塞难行，炒莱菔子、槟榔消积导滞，行气宽中；生何首乌、决明子、郁李仁、瓜蒌润肠通便解毒，为治疗肠燥便秘之要药，取此六味药健脾导滞、润肠促运、通便之功，为佐药。甘草调和诸药，为使药。全方共奏益气养阴、润肠通便、清热导滞之功。

二诊（12 月 26 日）：大便两日 1 次，稍干，余症同前。证属阴血不足，无水不能行舟，同上方加当归 15g，白芍 30g，熟地黄 15g，加强滋阴养血之力，使肠润便通。4 剂。

三诊（12 月 30 日）：大便通顺，每日 1 次，胃胀消，睡眠好转，梦亦少，仍口臭，脉细，舌质淡红，苔薄白。腑气通而卧亦安，积热尚存则口臭。上方去决明子、郁李仁，加焦山楂、焦麦芽、焦神曲各 15g，连翘 15g，蒲公英 30g，增强消积导滞、清热之力，积消热除则口臭自消。5 剂。

四诊：大便通顺，每日 1 次，痤疮少，睡眠好，口臭大减。效不更方，继上方 5 剂，另以通腑宁缩丸巩固疗效。每日晚餐前服 10～20 丸，多饮水，量病增减剂量，以次日上午能顺畅排软便为准。

按语：污浊瘀毒，无从排泄，热毒内郁外发而为痤疮，故保持大便通畅是养生保健美容的关键。本案患者便秘已成而后药之，是被动无奈之举，不若未病先防，养成健康的生活方式和良好的生活习惯。饮食有节，既要吃全，又要全吃，主副结合，勿食辛辣，合理搭配肉蛋奶油、果蔬谷物等食物，保证营养全面均衡，处处保护好脾胃的消化吸收功能，何病之由生！

案四　脾虚积滞虚秘成，补气活血通腑宁

赵某，女，50 岁。昆明市某饭店经理。2006 年 8 月 9 日初诊。

现病史：便秘 20 余年，加重 3 年。平素饮食不节，饥饱劳困，暴饮暴食，不吃早餐，晚餐饱食即卧。大便干如羊屎或胶黏不爽，干溏交替，5~7 日 1 次，屡服泻药，越治越重，近 3 年靠泻药及开塞露才能排出少量黑黏大便，伴食欲不振，身困乏力，脉沉细无力，右脉弱甚，舌质淡，舌体胖嫩有齿痕，苔白腻，舌脉瘀阻。2005 年结肠镜检查示：乙状结肠下部至直肠黏膜变黑。

辨证分析：饮食不节，脾胃俱伤，纳运失司，积滞化热，胃肠蠕动无力则便秘；脾失健运，故见食欲不振、身困乏力、脉沉细无力、右脉尤弱、舌淡、舌体胖大有齿痕、苔白腻；气虚则血瘀，故见舌脉瘀阻；久服泻剂，正伤邪聚，故见积热污浊而生肠黑之变症。

诊断：脾虚失运，积滞郁热之便秘。

治法：补气健脾，消积导滞。

方药：枳术消积丸化裁。黄芪 30g，白术 30g，枳实 15g，炒莱菔子 20g，败酱草 20g，白头翁 30g，三棱 10g，生何首乌 30g，槟榔 15g，莪术 10g，甘草 10g。3 剂，水煎服，每日 1 剂，早晚分服。

通腑宁浓缩丸 1 袋，下午 5 点食前服 20~30 丸。

方解：胃肠属腑，泻而勿藏。本案患者因饮食不节、暴饮暴食、加之劳累伤及脾胃，纳运失司，积滞化热而成便秘，治当消积导滞，通腑泄热以祛其邪。炒莱菔子辛甘而平，入脾、胃、肺经，辛能行气，甘能益脾，既行胃肠气滞，又消积导滞，治一切食积气滞。此外，炒莱菔子还具有推墙倒壁之力，能下积，又无三黄苦寒败胃之弊，故为君药。积而气滞，痞塞胀满，枳实苦辛微寒，入脾、胃经，气香味厚，苦能泄，辛能行，走而不守，行气力猛，可破气消胀，消积导滞；槟榔辛苦温，入胃经及大肠经，可辛散行气以除胀满，苦温降泄以通腑气，二者相须配伍，共助君药消积导滞之力，为臣药。积久气滞血瘀而化热，三棱、莪术、败酱草、白头翁、生何首乌可破气活血，清热通便而解毒；理气消瘀靠脾运，黄芪、白术补气健脾以助运，取此两组药补气活血，清热通便，为佐药。甘草调和诸药，为使药。全方共奏消积导滞、补气健脾、通腑排毒之功。

二诊（8 月 12 日）：服汤剂 3 剂，药丸每次 50 丸，次日上午大便 1 次，色黑质黏，排便不爽，便前稍有腹痛，便后痛止。脉象沉细，舌淡红，舌体胖大，苔薄黄腻，舌脉瘀。药对病机，然积滞郁热未除，同上方加瓜蒌 20g，7 剂。外地不便，带通腑宁浓缩丸回家服用。

三诊（11 月电话回复）：服汤剂 7 剂后，大便通畅，即停汤药，每日服 30 丸通腑宁浓缩丸以巩固疗效。现在大便通畅，每日 1 次，呈软条状黄便，药丸服量递减，每日 20 丸。

按语：便秘有积滞者，首先消积导滞，通腑泄热，以祛其邪；积去热除，继以补气健脾，固其本；切忌久服苦寒败胃之泻药，坏其根本。后仅以通腑宁浓缩丸巩固，药随病减，直至病愈药停。

案五　脾虚积滞成实秘，消积导滞补脾肾

秦某，男，42 岁，郑州市公安局干部。2006 年 2 月 14 日来诊。

现病史：便秘 20 余年，加重 5 年。从中学时大便 2~3 日一行，无大碍，未治疗，近五年加重，大便头干后溏，排便不爽，3~4 日一行，伴腹胀、口臭、口渴、头昏、身困、乏力、失眠等症状，脉象沉数，舌质红，舌体胖大有齿痕，苔黄腻，舌脉瘀阻甚，口唇发绀。平素生活欠规律，饥饱失宜，过食肥甘厚腻，劳累加班是为常态。

辨证分析：患者素体脾虚失运，后又因生活无规律，饥饱失宜，过食肥甘厚腻，劳累加班，复伤脾胃，积滞郁热，伤及元气，气虚血瘀，脏腑失养，功能失司。大肠传导失司则便秘、腹胀；积热胃肠则口臭、口渴、脉沉数、大便恶臭、色黑、黏腻不爽；气虚血瘀则舌脉瘀、唇发绀；胃肠积热失和则卧不安；身困、乏力、舌体胖大有齿痕、苔黄腻，皆为脾虚失运，湿热阻中之象。

诊断：气虚血瘀，积热内郁之便秘。

治法：消积导滞，通腑泄热治其标；补气活血，健脾益肾扶其正。

方药：枳术汤加味。生白术 30g，枳实 15g，炒莱菔子 20g，槟榔 15g，川厚朴 15g，三棱 10g，莪术 10g，生何首乌 30g，决明子 30g，蒲公英 30g，马齿苋 30g，败酱草 30g，白头翁 30g。7 剂。

用法：水煎两遍，合并，分早晚食前温服。

方解：脾虚夹滞，当消补兼用，枳术汤最为合宜，故为君药。积滞瘀浊为患，邪实为主，非破气消瘀、消积导滞不能除。炒莱菔子味辛甘，性平，入脾、胃、肺经，可下气消食化痰，有推墙倒壁之力；槟榔味苦辛涩，性温，入胃和大肠经，功能消积导滞，破气通便，利水祛湿；川厚朴味辛苦，性温，入脾、胃、肺、大肠经，能化湿导滞，行气宽中；取此三味药消积导滞、破气通便、化湿宽中之功，助君药消积祛邪之力，为臣药。气滞则血瘀，三棱、莪术行气破血，消积祛瘀；积热胃肠，伤津耗

液，传导失司，腑气不通，生何首乌、决明子润肠通便解毒；蒲公英、马齿苋、败酱草、白头翁善清肠热而解毒；取此八味药行气活血、润肠通便、清热解毒之功，为佐药。全方共奏消补兼施、祛邪为主、下气通腑、清热解毒之功。

二诊（2月21日）：大便成形，每日1次，排便较爽利，便前腹痛，便后即止。腹胀消失，睡眠好转，脉细数，舌质红有齿痕、裂纹，舌脉瘀。药证相宜，症有所减，继以上方祛其邪，配通腑宁浓缩丸，每次10~20丸，每晚饭前温开水送服，量病增减剂量，以次日上午能通畅的排出软条状大便为准。

三诊（5月9日）：上方共服20余剂，大便每日1次，时而成形，时而溏，肠鸣矢气，腹不胀，睡眠好，头晕大减，脉沉缓，舌质淡红，薄白苔，舌体胖大有齿痕。此乃邪去大半，正气未复，证属气阴双虚，脾肾不足，治宜益气养阴，健脾补肾。调方：黄芪30g，当归15g，白术30g，茯苓30g，枳壳15g，生何首乌30g，草决明30g，败酱草30g，桑椹30g，山茱萸15g，枸杞子15g，仙灵脾30g，甘草10g。10剂，水煎服。

四诊（5月23日）：大便正常，排便通畅，每日1次，饮食好，有规律，每食七八成饱。腹不胀，睡眠好，有精神，脉象沉缓较有力，舌质淡红，薄白苔，舌体胖大及齿痕均减轻。此为邪去正复，予以补中益气丸、香砂六君丸、通腑宁浓缩丸以固本防复。

按语：本案患者素体脾虚失运，复因饮食劳倦重伤，致使健运失司，积滞于中，郁瘀化热，元气更伤，气虚血瘀，最终导致正虚邪实，腑气不通，积滞瘀浊阻中之便秘证。治法之要，消补兼备，但先以消积导滞，通腑泄热，祛其邪，治其标，以泻为补，邪去正复；再以补气活血，健脾益肾，扶正固其本，善其后，固本以防复矣！

案六　高龄便秘急腹症，大承气汤腑痹通

赵某，女，82岁，郑州市东大街人。2004年8月10日就诊。

现病史：（儿媳代诉）便秘10年，加重半个月。因10天未排便而出现低热、呕吐和腹痛等症状，住院经抗炎、灌肠治疗，4天内排出干结粪块4次，症状稍缓解，自行出院两日后又加重，慕名来请中医根治。刻诊：发热（38℃），左下腹疼痛拒按，起卧尤甚，干呕不食，三天无大便，舌质红绛，裂纹满布，无苔，舌体胖大边有齿痕，舌脉瘀阻，脉弦滑数。外科会诊为不全性肠梗阻。

辨证分析：发热（38℃）、左下腹疼痛拒按、起卧尤甚，为结肠有粪块梗阻，肠壁出现充血水肿；干呕不食、三天无大便，为腑气不通；脉弦滑数、舌质红绛、裂纹满布、无苔，皆为阴虚内热；脾虚则舌体胖大有齿痕；气虚则血瘀，故见舌脉瘀阻。

诊断：阳明腑实，燥热伤阴之便秘（肠梗阻）。

治法：急下存阴，通腑泄热。

方药：大承气汤加味。大黄15g（另包），川厚朴15g，枳壳15g，芒硝10g（另包），生何首乌30g，赤芍、白芍各20g，生白术30g，桃仁15g，白头翁30g，甘草10g。3剂。

用法：大黄、芒硝用凉开水浸泡；余药凉水浸泡1小时，文火煎煮25分钟，加入大黄，继煎5分钟滤过；加开水继煎40分钟，滤过，两汁合并加入大黄、芒硝浸出水，分两次早晚服。

二诊（8月13日）：服第1剂后，排便数枚，干如羊屎，两剂仍下干结粪块十多枚，三剂排便头干后溏，色黑质黏，恶臭量多，腹痛、腹胀大减，食欲增进，体温37.5℃，继以清热养阴、益气健脾、祛瘀润肠治疗。调方：辽沙参30g，麦冬20g，白芍30g，生何首乌30g，生白术30g，枳壳15g，桃仁15g，马齿苋30g，败酱草20g，白头翁20g，生地黄、熟地黄各15g，甘草10g。5剂，水煎服。通腑宁浓缩丸1袋，每次30丸，每日1次，晚饭前服，多饮水，以增水行舟。

三诊（8月20日）：大便正常，呈黄色软条状，每日1次，腹胀、腹痛消失，食欲好转，食量、体质恢复，能操持家务，脉沉缓，舌质淡红，少苔，舌体胖大，舌脉瘀。病情基本康复，仍需以通腑宁缩丸巩固之。

追访（2005年2月10日）：至今半年余，饮食二便正常，尚能操持家务。随着病情好转，药丸递减至每次5丸，每日大便通畅，偶有隔日1次或较干时，增加3~5丸，即可恢复至每日1次。

按语：年高体弱、气阴双虚、燥热内结之便秘，极易导致肠梗阻急腹症。急则治其标，以大承气汤之意，急下存阴，一剂知，两剂通，三剂愈，足见燥结之甚，病情之危，当机立断，正确处置，以期转危为安；缓则治其本，清热养阴，益气健脾，固本防复，终以验方制剂善其后，前后一贯，有序论治，步步为营，稳妥痊愈。

案七　小儿便秘亦常见，健脾补气通腑宁

郭某，女，4岁半，洛阳市人。2000年8月15日来诊。

现病史：（患儿母亲代诉）自出生后，5 天无大便，吐乳，全身黄疸，用药后症状缓解，开始排便，此后每 5~7 天，靠泻药才能排便，长此以来非常痛苦，食欲和睡眠均受影响。大便坚硬、干结如羊屎，每每恐惧排便，临厕哭闹不安，需一家人陪伴、安慰、鼓励。至今已 4 岁半，经检查直肠以上结肠扩张，肛裂。

辨证分析：出生便秘 5 日，导致新生儿黄疸，热毒竭阴，便秘已成，误治益甚。

诊断：热毒便秘。

治则：通腑排毒。

方药：通腑宁浓缩丸。初服通腑宁缩丸，每日 5 丸，次日仍未大便，改服 10 丸后，腹痛肠鸣，仍未大便。遂又把每日药量分 5 丸口服，5 丸研面水调 30mL，肛门注射，每日 1 次，后乃排出干结如羊屎状粪便数枚，亦无腹痛，一连 5 天如此，1 周后排便通畅，大便成软条状，即停用肛门注射给药，仅每日下午 5 时定时服药 5 丸，次日上午准时排出软条黄色大便，嘱咐患儿家属根据便质而调整药量，连用 3 个月，已养成每日排便 1 次的良好习惯，停药后无复发。

按语：婴幼儿便秘亦为常见病，此病患儿尤以非母乳（奶粉）喂养的居多，病因病机与胃肠发育尚未完善、喂养失调、积滞不化、积热耗液、腑气不通有关。本案属新生儿胎毒内结导致新生儿黄疸、热毒内闭之便秘。因久拖失治、误治，热结愈甚，以致直肠扩张，蠕动乏力。初用通腑宁浓缩丸量少不便，量多腹痛，仍然不便，因此改用半量口服、半量肛门注射，殊途同归，上下接应，内外合力成功，既通腑，又免腹痛，权变之计矣。

案八　肝郁化火积热秘　疏肝清热润肠通

华某，女，74 岁。2011 年 2 月 22 日来诊。

现病史：便秘两个月。大便色黑质黏，排便不爽、3~5 天一行，伴口干、口苦、口臭、纳差、饱胀、嗳气、健忘、心烦、失眠、身困乏力、自汗、动则益甚，尿频热痛等症状，脉弦细数，左大于右，舌质淡，舌体胖大，边有齿痕，苔黄腻，舌脉瘀。

辨证分析：肝郁化火，伤津耗液，故见脉弦数、口干、口苦、口臭、心烦、失眠、健忘、尿频热痛、量少色黄；肝脾不和，故见纳差、腹胀、嗳气、舌质淡红、苔黄腻、舌体胖大有齿痕；脾虚土不生金，肺卫不固则困乏、自汗。

诊断：肝郁化火，伤津耗气之便秘。

治则：疏肝清热，润肠通便。

方药：小柴胡合栀子豉汤化裁。柴胡 12g，枳壳 15g，白术 30g，生何首乌 30g，炒莱菔子 15g，槟榔 15g，山楂 20g，蒲公英 30g，连翘 20g，栀子 12g，牡丹皮 20g，赤芍 20g，冬葵子 15g，车前草 30g，瞿麦 30g，甘草 6g。12 剂，水煎服。

方解：肝脾不和之便秘，当疏肝为先。柴胡，辛行苦泄，疏肝解郁，善条达肝气，《神农本草经》提到"主心腹肠胃结气，饮食积聚，寒热邪气，推陈致新"，故为君药。枳壳辛行苦降，善破气除痞，与柴胡一升一降，疏理中焦气机，为臣药。胃肠属腑，泻而不藏。热秘者，生何首乌味苦甘，能润肠通便，解热毒；积不去则热不除，莱菔子、槟榔、山楂消积导滞，清热通腑；蒲公英、连翘、栀子清气分之热；牡丹皮、赤芍凉血散血，解血分之郁热；车前草甘寒清利，善清膀胱之湿热；冬葵子甘寒滑利，可利水通淋，《得配本草》云："滑肠达窍，下乳滑胎，消肿，通关格，利二便。"瞿麦苦寒泄降，清心与小肠火，导热下行，有利尿通淋之功。《本草备要》云："降心火，利小肠，逐膀胱邪热，为治淋要药。"取此十二味药消积导滞，润肠通便，清热通淋，为佐药。甘草调和诸药，为使药。全方共奏疏肝清热、润肠通便之功。

二诊（3 月 11 日）：大便成形，由黑黏变黄，每日 1~2 次，口苦、口臭、困乏、自汗等症消失，脉弦细，舌质淡红，舌体胖大有齿痕，苔薄腻。此为积去热清，脾气未复，调方：柴胡 15g，枳壳 15g，生白术 30g，黄芪 30g，当归 12g，川厚朴 15g，炒莱菔子 15g，槟榔 15g，生何首乌 20g。10 剂。通腑宁浓缩丸一袋，1 次 20 丸，每日 1 次，晚饭前服。

三诊（4 月 28 日）：大便呈黄色软条状，每日 1 次，无明显不适，脉沉缓，舌质淡红，苔薄白，齿痕轻。予以通腑宁浓缩丸两袋，巩固善后。

按语：本案属肝郁脾虚、积热化火、耗气伤阴而致便秘，首以疏肝清热、消积导滞、润肠通腑祛其邪；继以益气健脾、养血治其本，终以验方制剂善其后。有序辨治，稳中推进，善哉！根据胃肠属腑，泻而不藏，以通为用的理论，系统研究脾胃理论和现代医学胃肠动力学，探索"通、健、养、解、慎"五字诀，创通腑宁浓缩丸，屡试屡验。"通"者，通可祛滞，通可泄热，通则不瘀，通则不痛，通可令腑气通畅，逐秽排毒，周流气血，旺盛代谢，增强胃肠动力，故以"通"贯穿五字诀始终；"健"者，健脾益气，增强胃肠动力；"养"者，一养胃气，二滋胃阴；"解"者，解其余毒；"慎"者，慎用泻药。

案九　脾虚失运积热秘，健脾消积清肠毒

李某，女，33岁，迅达电梯公司干部。2004年12月14日初诊。

现病史：便秘10余年，加重4年。10余年前服减肥药导致便秘，多方治疗无效，每靠药物通便。大便色黑，恶臭难闻，黏腻不爽，伴脘腹痞满，食欲不振，倦怠乏力，纳差食少，精神萎靡等症状，脉沉细无力，舌质淡红，舌体胖大有齿痕，苔薄白，舌脉迂曲瘀阻。

辨证分析：胃主纳谷，脾主运化，久服减肥药，屡屡败胃伤脾，致纳运失常，传化失司。积郁化热，故见大便黑黏不爽、恶臭难闻；脾胃俱伤，故见食欲不振、脘腹痞满、倦怠乏力、纳差食少、舌淡、苔白、舌体胖大有齿痕；气虚血瘀，故见脉细无力、舌脉瘀阻。

诊断：脾虚失运，积郁化热之便秘。

治法：健脾化瘀，清肠通腑。

方药：自拟方。黄芪30g，生白术30g，党参20g，茯苓30g，枳壳15g，白头翁30g，全瓜蒌20g，生何首乌30g，马齿苋30g，槟榔15g，香附20g，木香10g，炒莱菔子20g，赤芍20g，当归15g。7剂，水煎服。

方解：脾胃伤则纳运乖，首当健脾益气。黄芪、生白术补气健脾，为君药。党参、茯苓补气渗湿，助君药健脾之力，为臣药。积郁气滞则痞满，枳壳、炒莱菔子、槟榔消积导滞，理气宽中；积滞化热，治当清下，白头翁、全瓜蒌、生何首乌、马齿苋清肠通便；血瘀则气滞，赤芍、当归、香附、木香理气活血化瘀，取此三组药消积导滞，理气活血，清热通便，为佐药。全方共奏健脾化瘀、清肠通腑之功。

二诊（12月21日）：服上药7剂后，大便每日1次，色黑质黏，量较前增加，矢气秽臭，仍饱胀，食少，口臭，脉象沉细无力，舌质淡，苔白，舌体胖大有齿痕，舌脉瘀阻。本证以脾虚气弱为本，胃肠积滞化热为标，标实而本虚，急当治其标，拟消积导滞、通腑泄热、健脾清肠、力大功专之汤剂治之，汤者荡也，祛邪尤捷。调方：生白术30g，炒枳实15g，槟榔15g，炒莱菔子20g，白头翁30g，马齿苋30g，蒲公英30g，生何首乌30g，全瓜蒌30g，牡丹皮20g，赤芍20g。3剂，水煎服。通腑宁浓缩丸1袋，每次20丸，每日1次，晚餐前温开水送服。

三诊（12月28日）：服上药1剂并加服通腑宁浓缩丸30丸后，大便量少质黏，色黑恶臭，每日7~8次；服用2剂加通腑宁浓缩丸20丸，大便由黑转黄，量多，每日3~4次，腹胀减轻，自觉轻松舒畅，脉沉细无力，舌质淡，舌体胖大有齿痕，苔薄白，舌脉瘀。此为胃肠积滞热毒已除，脾虚更显，当益气健脾，温中通腑，扶正祛邪。调方：黄芪20g，党参15g，白术30g，茯苓30g，枳壳15g，厚朴10g，制附子10g，干姜10g，桂枝15g，当归15g，槟榔15g，生何首乌30g，炙甘草10g。12剂，水煎服。

四诊（2005年1月25日）：大便成形，量少，排出不畅，腹部稍胀。继服上方7剂。

五诊（2月1日）：食欲好转，食量增加，大便每日1次，排出欠畅，稍有腹胀，脉沉细，舌质淡红，苔薄白。上方去附子，加肉苁蓉20g，木香10g。14剂，水煎服。

六诊（2月15日）：大便成形，排出通畅，每日1次，食欲好，食量增加，困倦减轻，脉沉较有力，舌质淡红，舌体胖大，苔薄白，舌脉瘀大减。证属中气不足，治当补中益气，调方：柴胡10g，枳壳15g，当归15g，白芍15g，黄芪30g，白术30g，茯苓30g，党参15g，升麻3g，肉苁蓉20g，炙甘草10g。15剂，水煎服。

七诊（3月15日）：共服上方30剂。大便通畅，每日1次，呈软条状，食欲好，饮食正常，精神好，身体有力，脉象沉缓有力，舌质淡红，舌苔薄白。患者近期欲赴国外求学，鉴于身体基本恢复，脾胃功能好转，大便趋向正常，仍以补中益气丸、通腑宁浓缩丸标本兼顾，以资巩固。

按语：本案患者由久服减肥药而伤脾败胃，撼动后天之本，导致纳运失司，传化失节，积滞化热，气虚血瘀，虚实夹杂，最终形成顽固便秘，实属复杂疑难、治必棘手之症。初始辨证虽明，但措施不力，功效平平；复诊"重拳出击"，侧重祛邪，急治其标。正所谓："一剂知，二剂通，三剂已。"邪去正虚，适时补之，治以益气健脾，温中通腑，扶正祛邪。终以李东垣补中益气汤，固其本；通腑宁浓缩丸，治其标，标本兼治收其功，以资巩固。

通过本案，有三点启示：①减肥药太伤脾胃功能，故当慎用。临证见到众多患者因服减肥药而变生坏症，如厌食、闭经、肝炎、脱发、结核、面黄肌瘦、中气不举等，因此，市售名目繁多的减肥产品当慎用。笔者主张合理饮食、科学配餐、坚持锻炼，以健康的生活方式取代之。②便秘不都是大便干结如羊屎、大便色黑、质黏不爽、恶臭、下坠、无力、数空登厕者，亦称便秘，证属积热内郁之热毒秘。③便秘不可久泻，因其成因众多，病机复杂，需详细辨证，分清标缓急本，当泻则泻，当补则补，积热者，又当消积导滞，积去热除，标本兼顾，如此治之较为稳妥。

案十　高龄阴虚燥热秘，滋阴润肠补气阴

陈某，女，95岁，郑州市人。2014年2月12日就诊。

现病史：便秘5年。大便干结如羊屎，3～5天一行，每靠开塞露才能排便数枚，伴吞酸、嘈杂、嗳气、口干、咽部肿痛、皮肤瘙痒、烦躁不寐等症状，脉细弦数，舌质红，舌体胖大有齿痕，舌脉瘀。

辨证分析：患者年高体弱，气阴双虚，肠燥失润，久秘热结则如羊屎；肝胃燥热则吞酸嘈杂、嗳气；血热化燥则皮肤瘙痒、烦躁不寐、脉细弦数、舌红无苔，舌脉瘀；舌体胖大有齿痕为脾虚之象。

诊断：气阴双虚，肠燥失润之便秘。

治法：滋阴润肠，通腑泄热。

方药：栀子豉汤加味。生白术30g，枳实15g，生何首乌30g，火麻仁20g，决明子30g，辽沙参30g，麦冬20g，生地黄、熟地黄各15g，吴萸连15g，白芍30g，炒牛蒡子15g，栀子15g，豆豉15g，甘草10g。3剂，水煎服。

方解：气阴两虚，胃肠蠕动无力，传导失司，取生白术甘以补脾之力，枳实宽肠下气之功，促进肠蠕动，为君药。生何首乌、火麻仁、决明子润肠通便，为臣药。辽沙参、麦冬、生地黄、熟地黄、白芍滋阴清热，增水以行舟；吴萸连疏肝之郁、清胃之热而制吞酸；炒牛蒡子、栀子、豆豉清胃热而除烦利咽消肿，共为佐药。甘草清热益胃，调和诸药，为使药。全方共奏滋阴润肠、通腑泄热之功。

二诊（2月15日）：服至两剂后，排出干结粪块多枚，一昼夜大便6次，呈先干后软、条状大便，色黑量多；服3剂后，又每日排暗黄软条状大便6次，腹软、胀消、吞酸止、瘙痒大减，但出现心烦懊恼、口干欲饮、消谷善饥等症状，脉细数，舌质红，无苔。此属积热宿便速下，气血津液更亏，无以润养腑脏，虚热内生之故。应当急以清热养阴，补中益气之法治之，调方：西洋参20g，麦冬30g，沙参30g，栀子15g，豆豉15g，生地黄15g，蒲公英30g，白芍20g，牡丹皮20g，地骨皮15g，甘草10g。1剂，

急煎频服。

三诊（2月17日）：近两日未大便，昨日服药后口干、善饥、烦躁大减，脉细，舌质红无苔。药证相符，症有所减，继上方加熟地黄15g，加强滋补阴血之力，巩固善后。5剂。

按语：高龄久秘，宿便积蓄，燥热化火，气阴双虚，无水何以行舟？急则治标，投滋阴润肠，通腑泄热之剂。一剂不知，两剂显效，排先干后软便6次，三剂又便6次，宿便甚多，然烦渴燥热，消谷善饥，此乃大下宿便之后，津血之亏，腑脏无以润养，引水自救也。正如仲景所论："汗吐下后，虚烦不得眠；若剧者，必反复颠倒，心中懊恼，栀子豉汤治之。"栀子性寒无毒，治胃中热气。病久郁蒸化热生火，当用栀子清少阴之热，五内邪热自去，胃中热气亦除。因此，仍以栀子豉汤加味而收全功。

案十一　癌症术后便秘久，润肠通腑兼化瘀

高某，女，76岁，住郑州市黄河路9号。2012年7月3日来诊。

现病史：因吞咽困难、背痛诊断为食道癌，于2012年3月行胃1/4食道全切术，术后困乏欲卧，便秘（50年便秘史），3~4天一行，干如羊屎，音哑，咽有异物感，干痒即咳，有痰，有食欲，但食多则反胃呕吐，脉细弦，舌质暗红有瘀斑，舌脉瘀。

辨证分析：癌症本为气滞血瘀有形之疾，故见舌质暗红有瘀斑、舌脉瘀阻；术后气血大伤，且久秘内热，阴津不足，故见脉细弦、音哑、干痒即咳；饭后饱胀、多则呕吐、舌体胖大有齿痕、便秘，皆为脾虚失运之故。

诊断：肝郁脾虚，气阴两虚之便秘（癌症术后）。

治法：疏肝健脾，益气通便。

方药：枳术汤加味。枳实15g，生白术30g，党参20g，柴胡12g，草决明30g，玄参15g，生何首乌30g，肉苁蓉20g，火麻仁20g，莱菔子20g，山楂30g，牡丹皮20g，赤芍20g。7剂，水煎服。

方解：癌症本为气滞血瘀有形之疾，术后气血大伤，又加久秘耗气伤阴，急当疏肝健脾，益气养阴，通腑泄热。枳术汤可健脾宽肠下气，促进肠蠕动，为君药。党参、柴胡疏肝健脾，为臣药。草决明、玄参、生何首乌、肉苁蓉、火麻仁养阴润肠通便；莱菔子行气消胀；山楂、牡丹皮、赤芍凉血化瘀，共为佐药。全方共奏疏肝健脾、养阴润便之功。

二诊（7月10日）：服至两剂后，开始排干结大便，次日又大便，呈

头干后软条状，排便顺畅，每日 1 次，精神好，有力气，散步 3 千米远，咽干减轻，少食多餐，每日 5 餐，餐后胃部不适，半个小时缓解，脉细，舌质暗红有瘀斑。证属腑气已通，宿便尽出，阴津未复，改益气养阴、健脾活血之法治疗。调方：枳壳 15g，生白术 30g，茯苓 20g，黄芪 30g，辽沙参 30g，蒲公英 30g，当归 15g，麦冬 20g，玄参 15g，牡丹皮 20g，赤芍 20g，生何首乌 30g，白芍 20g，甘草 10g。14 剂，水煎服。

三诊（8 月 7 日）：大便成形，每日 1 次，食欲好，食量增加，多吃则胃胀，稍停即舒，咽干、音哑减轻，体力恢复，脉缓有力，舌质暗红，舌脉瘀轻。继服上方 14 剂。

四诊（11 月 23 日）：近 3 个月，以上方加减服 60 余剂，饮食二便正常，胃舒，咽不干，音不哑，脉缓有力，舌质淡红，瘀斑变浅，苔薄白，舌脉瘀轻。改用益气健脾，养血化瘀，固本防复之法治之，处方：黄芪 30g，党参 20g，白术 30g，枳壳 15g，当归 15g，白芍 20g，生地黄、熟地黄各 15g，山茱萸 15g，牡丹皮 20g，桃仁 15g，山楂 20g，甘草 10g。10 剂。

按语：癌症术后，气血大伤，当以补气养血之法治之，加之久秘气耗血瘀，急当润肠通便，宿便尽，腑气畅，邪祛正复；继以益气养阴，健脾活血，固本防复。调理半年，诸症皆去，体力恢复。

6. 结肠炎

案一　胃痛腹泻十余年，温中健脾活血康

纪某，女，38 岁，汉族，已婚，住郑州市陈寨。2006 年 8 月 1 日来诊。

现病史：胃脘痛、腹泻 10 年，加重 1 个月。胃痛，饱胀，嗳气，食多、纳冷即加重，晨起腹痛即便，便后痛缓，便溏，色黑质黏、排便不爽，每日 1 次，身困乏力，脉象沉细，舌质淡，苔白腻，舌体胖大有齿痕，舌脉瘀阻。2006 年 7 月 5 日肠镜示：结肠息肉（钳取）；病理检查：结肠黏膜慢性炎症。

辨证分析：脾虚失运，湿由内生，故见舌质淡、苔白腻、舌体胖大有齿痕、胃痛、饱胀、嗳气；中焦虚寒，故见食多胃痛、腹泻加重；气虚血瘀，故见脉象沉细、舌脉瘀阻。

诊断：脾胃虚寒，气虚血瘀之胃脘痛、慢性泄泻。

治法：温中健脾，活血化瘀。

方药：理中汤加味。白术 30g，苍术 15g，茯苓 30g，薏苡仁 30g，柴胡 10g，枳壳 15g，干姜 10g，陈皮 15g，半夏 12g，藿香 30g，焦山楂、焦麦芽、焦神曲各 15g，砂仁 10g。7 剂，水煎服。

胃康胶囊 6 瓶，每次 4 丸，每日 3 次，餐后 1~2 小时服。

方解：脾喜燥恶湿，湿碍脾运，白术、苍术燥湿健脾，为君药。茯苓、薏苡仁淡渗利湿，助君药健脾之力，为臣药。脾居中焦，升降为职，柴胡善升脾阳，枳壳可宽中下气，一升一降，二气均分；干姜温中散寒，陈皮、半夏、藿香、焦山楂、焦麦芽、焦神曲、砂仁和中化湿止痛，取此二组药和中升降之功，调畅气机而止痛，为佐药。全方共奏温中健脾、芳化湿浊之功。

二诊（8 月 7 日）：服药后胃痛止，食欲增进，但因夜晚受凉，今晨起溏便两次，胃满不适，恶心，头痛，头晕，乏力，脉象细弦，舌淡，苔白腻。药证相符，病有所减，突受风寒，影响中运，证属内伤外感，治以解表和中。处方：藿香 30g，紫苏梗 20g，白芷 15g，陈皮 15g，半夏 15g，白豆蔻 15g，槟榔 10g，马齿苋 30g，焦山楂、焦麦芽、焦神曲各 15g，白术 20g，苍术 15g，生薏苡仁 30g。3 剂。藿香正气片 1 盒，每次 4 片，每日 3 次。

三诊（8 月 10 日）：头痛、恶心、腹泻皆止，患者要求吃中成药。鉴于证属脾胃虚寒之慢性病，成药亦方便适用，予以胃康胶囊 6 瓶，每次 4 丸，每日 3 次，饭后 1~2 小时服。结肠舒浓缩丸 1 袋，每次 6g，每日 2~3 次，餐前服。

四诊（9 月 10 日）：胃未痛，腹痛止，大便成形，每日 1 次，饮食尚好，二病均愈，仍以上药巩固。

按语：胃肠相关，其病亦或先或后，或俱病矣，本案即属后者。治当先以温中健脾，芳化和中之汤剂，调畅气机；再以胃康胶囊、结肠舒浓缩丸补气健脾固其本，活血化瘀，理气止痛治其标。综合药效，扶正祛邪，标本兼顾，痛泻俱止矣。

案二　胃痛腹泻并发症，辨证抓纲综合治

贾某，女，40 岁，汉族，已婚，长葛市八七乡李庄村人。2006 年 7 月 15 日来诊。

现病史：胃痛 10 年，腹泻 6 年。胃痛，嗳气，口苦、口热，大便溏，有黏液，排便不爽，便前腹痛，便后缓解，每日 4~5 次，每遇饮食不当则

加重，脉沉细无力，舌质暗红，舌体胖大有齿痕，苔白腻、稍黄，舌脉瘀阻。2006年6月4日胃镜示：①胆汁反流性胃炎；②贲门炎。2006年6月15日肠镜示：结肠炎（乙状结肠、直肠充血水肿）。

辨证分析：久痛、久泻则气虚血瘀，故见舌质暗红、脉细、舌脉瘀阻迂曲；舌体胖大有齿痕、苔白腻稍黄、胃痛、嗳气、口苦、口热，皆为脾虚失运，阴火上乘之象；便溏不爽、有黏液、下坠感，皆为虚中夹滞之象。

诊断：脾虚失运，气虚血瘀之胃脘痛、慢性腹泻症（胆汁反流性胃炎、结肠炎）。

治法：健脾补气，活血化瘀。

方药：（自拟方）白术30g，茯苓30g，焦扁豆20g，陈皮15g，半夏15g，柴胡10g，枳壳15g，刀豆20g，三棱10g，莪术10g，败酱草30g，蒲公英20g，莲子20g，芡实20g，吴萸连10g，生薏苡仁30g，甘草6g。7剂，每日1剂，水煎服。

胃康胶囊3瓶，每次4丸，餐后1~2小时服，每日3次。

田七荞麦粥300g，每次30g，做粥空腹食之，每日2~3次。

方解：气虚血瘀，不通则痛，治当补气健脾。气血调和，病何由生？白术味苦甘，性温，甘温可益脾之阳气，苦温能燥脾之寒湿，乃健脾补气之要药，故为君药。茯苓淡渗利湿；焦扁豆、莲子、芡实、生薏苡仁和中化湿，健脾止泻，共助君药健脾之力，为臣药。胃和则降，柴胡、枳壳升清降浊；陈皮、半夏、刀豆和中降逆；血瘀气滞，郁而化热，三棱、莪术、败酱草、蒲公英、吴萸连破气活血，清热化瘀，取此三组药，共奏升清降浊、和中降逆、破气活血之功，为佐药。甘草和诸药而解毒，为使药。全方共奏健脾补气、活血化瘀之功。另配伍胃康胶囊补气健脾，活血消瘀，重在治胃；荞麦田七粥重在治肠。三者合力，增强健脾补气、活血化瘀之功，邪去正复矣！

二诊（四7月25日）：胃痛减轻，口苦、嗳气消失，大便溏，每日1次，下坠感减轻，脉沉细，舌质淡，舌体胖大有齿痕，苔薄腻。药证相符，症有所减，照上方续服7剂。

三诊（8月2日）：大便溏，每日1次，微有下坠感，胃部隐痛不适。因常出差，不便服汤药，要求给予成药制剂。胃康宝胶囊12瓶，每次4丸，每日3次，饭后1~2小时服。结肠舒浓缩丸两袋，1次6g，每日2

次，早晚餐前服。

四诊（2007年3月8日）：因感冒来诊，告曰：去年服成药两个月，症状完全消失，因怕再犯，又服药两个月加以巩固，饮食二便正常，体重增加约5kg。现外感内伤，予藿香正气水1盒，每次1支，每日2次。

按语：胃炎、结肠炎多为慢性病，究其原因皆关脾胃，两者往往同病，而发有先后。辨证多为脾虚失运，气虚血瘀之胃脘痛、慢性腹泻，治疗必须兼顾，确立共用治法。久痛（病）必瘀，张锡纯提到："久泻伤脾，气虚血瘀。"本案健脾补气，活血化瘀之法为其治疗关键，而食疗、食养亦不可忽视。汤药取效后改为丸剂，显示验方制剂，专科、专病用专药，小料制剂，量身定做的优势。

案三　寒热错杂结肠炎，祛邪扶正康而健

王某，女，31岁，自由职业者。2009年11月24日初诊。

现病史：腹痛、腹泻9年，加重1个月。腹泻夹血鲜红，每日7~8次，便前腹部胀痛，便后即缓，下坠，面色萎黄，倦怠乏力，嗜食肥甘厚腻，食量大，口臭，反酸，嗳气，月经不调，经量少，脉沉细，舌质红，苔薄白，舌体胖大，边有齿痕，舌脉瘀甚，重舌。2009年3月19日肠镜示：全结肠溃疡。

辨证分析：湿热蕴结，熏灼肠道，气血壅滞，脉络伤损，故见泄泻、腹痛、便血；久泻伤阴耗气，故见脉细、舌质红；积滞化热，故见消谷善饥、口臭、反酸、郁热重舌；脾虚化源不足，故见面色萎黄、倦怠嗜卧、舌体胖大有齿痕；气虚血瘀，故见舌脉瘀阻。

诊断：脾虚失运，湿热蕴结，气虚血瘀之久痢。

治法：益气健脾，清热消痈，凉血止血。

方药：（自拟方）结肠舒加减。黄芪30g，当归10g，白术30g，茯苓20g，薏苡仁30g，败酱草30g，蒲公英30g，马齿苋30g，白头翁20g，三七粉10g，花蕊石20g，血余炭20g，黑地榆30g，炙甘草10g。6剂，

用法：凉水浸泡1小时，煎煮30分钟，滤过另存，再加开水煎煮40分钟，滤过，两汁合并，分两次空腹服。

方解：脾主运化和统血，脾虚失运，湿由内生，积热于内，蕴结肠腑而致本病，故治以益气健脾为先。黄芪味甘性温，归脾、肺经，能健脾补中，升阳举陷，托毒生肌；白术味甘苦性温，归脾、胃经，可健脾燥湿，治脾湿泄泻，二者相合益气健脾，补气生血，利水止泻，为君药。当归甘

温质润，长于补血，合黄芪为补血汤，可补气生血，扶正托毒，生肌收敛，补气摄血；茯苓、薏苡仁健脾渗湿，利水消肿；三者共助君药益气生血，利湿止泻，为臣药。湿热蕴肠，灼肌伤络，败酱草、蒲公英、马齿苋、白头翁清热解毒，祛瘀消痈；三七粉、花蕊石化瘀止血，生新而不伤正，止血而不留瘀；血余炭、黑地榆凉血止血，解毒收敛；取此八味药清热解毒，凉血止血，为佐药。炙甘草补中益气，调和诸药，为使药。全方共奏益气健脾、清热解毒、凉血止血之功。

二诊（12月1日）：服药后腹胀消，便前腹痛减轻，大便爽利、无血，仍有黏液，每日2~3次，便后轻松，无下坠感，脉细，舌淡，苔薄白，舌边有齿痕，舌脉瘀。药证相符，证有所减，同上方继服3剂。

三诊（12月4日）：因吃饺子（肉食），大便带血、量多，有黏液，每日7~8次，腹胀痛，便后舒缓，脉细，舌质淡白，边有齿痕，舌脉瘀。此为食复也，上方加炒山楂30g，炒槐花20g，5剂。

四诊（12月8日）：大便带血明显减少，每日2次，腹痛减轻，脉细，舌质淡红，舌边有齿痕，苔薄白。其间多次因饮食不节、劳累而复发，嘱其注意饮食起居。首方加薏苡仁30g，吴茱连10g，续服20剂。结肠舒浓缩丸两袋，每次6g，每日3次。田七山药鸡子黄粥300g，每次50g，做粥空腹食之，每日2次。

五诊（2010年6月1日）：患者依上法综合治疗5个月，大便成形，无黏液，无腹痛，每日1~2次，体重增加2.5kg，面色红润有光泽，精神好，能带孩子野外游玩，脉沉缓有力，舌质淡红，苔薄白，舌脉瘀轻。因患者怀孕，嘱停服一切药物，注意饮食起居。

按语：《素问·太阴阳明论》云："饮食不节，起居不时者，阴受之……阴受之则入五脏……入五脏则膜满闭塞，下为飧泄，久为肠澼。"本案患者素来饮食不节，嗜食肥甘厚腻，积热蕴蒸，灼伤脉络而致结肠溃疡，后又久泻耗气伤阴，病情反复发作，气血两亏。辨证属脾肾俱虚、元气大伤、气虚血瘀之疑难杂症，因无自我修复能力，成为缠绵难愈之顽证。治疗须辨证、分步、有序，不求速效，但求缓功。以粥养胃气，食疗、食养为先，待胃气来复，才能食消药布，并益气健脾，止血化瘀。再以先汤剂、后丸剂循序治疗，以期邪去正复，固本防复。气充血足，经调妊娠，是为明证矣。

案四　痛泻脓血溃结肠，化瘀止血兼食疗

陈某，男，35岁，洛阳市人，干部。2007年3月5日来诊。

现病史：腹泻 6 个月。平素饮食不节，嗜食肥甘厚腻，烟酒无度，于半年前开始胃痛、腹痛、腹泻，日重一日，食多泻亦多。现在每日腹泻 15 次之多，呈脓血黏液便，里急后重，腹痛，肠鸣即便，便后痛缓，消瘦乏力（体重下降 10kg，仅有 50kg），脉弦细无力，左脉尤甚，舌质光红，无苔，舌体胖大有齿痕，舌脉瘀阻。2006 年 10 月 11 日肠镜示：距肛门 3～20cm，直肠、乙状结肠处可见多发溃疡灶，范围 0.3～0.5cm，并有多发息肉，息肉直径为 0.5～1cm。降结肠血管纹理呈树枝状，清晰可见。诊断：①直肠多发息肉（已切除）；②非特异性溃疡性结肠炎（活动期）。

辨证分析：饮食不节，必伤脾胃，肥甘厚腻，积热胃肠，故见食而不化、食多泻亦多；积热火毒，腐肉灼肌，故见腹痛、肠鸣、脓血便；气虚血必瘀，血瘀必气滞，循环障碍，故见里急后重、大便脓血、舌脉瘀阻；久泻气血阴津俱伤，故见脉细无力、舌质光红、无苔、少气、乏力。

诊断：脾虚失运，气虚血瘀之下利证（非特异性溃疡性结肠炎活动期）。

治法：疏肝健脾，化瘀止血。

方药：（自拟方）白术 30g，柴胡 10g，太子参 20g，茯苓 30g，生山药 30g，枳壳 10g，蒲公英 30g，马齿苋 30g，吴萸连 12g，三七粉 10g（冲服），血余炭 10g，乌梅 15g，甘草 10g。

用法：水煎两次，滤过合并，分 3～5 次，少量频服，防止脾虚药多而致泻。

方解：土虚则木乘，实脾则肝不乘，故首当实脾、补气。脾为湿土之脏，喜燥而恶湿，白术味甘苦，性温，专入脾、胃二经，甘温能益脾胃之阳而补气，苦温能燥脾胃之寒湿而健脾，正为脾之所喜，乃补脾益气之要药，故为君药。欲健脾尤当益气，以达健脾益胃之目的，太子参功似党参而力薄，味甘微苦，性温，入脾、肺经，功专益气补脾，治气血不足而出现的倦怠乏力；茯苓味甘淡，性平，甘能补，淡能渗，功效渗湿健脾；山药味甘性平，入脾、肺、肾三经，补上中下三焦，不寒不燥不碍胃，为平补三焦之要药；肝喜条达疏泄，而行脾胃之气，柴胡性升散而疏泄，正合肝喜，本方取其疏肝解郁之功，既能升清阳行脾胃之气，又能健脾益胃，故此四味药疏中有补，可助君药健脾益气之力，达疏肝健脾益气之目的，故为臣药。九补须有一泻，取枳壳行气宽中之功，合白术巧为"枳术丸"，消补兼备，无补中壅塞之虑；积热胃肠，灼肉动血，需清热凉血、散血止血，蒲公英味甘苦性寒，入肝、胃经，可清热解毒，消痈肿；马齿苋味酸性寒，入心和大肠经，能清热解毒，止痢疗疮；吴萸连味辛苦性温，能散中土之寒凝，为左金丸变方，寒热对等并用，可清热止痢厚肠，又无苦寒败胃之弊；三七粉味甘微苦，性温，入肝、胃二经，能止血化瘀，消肿定痛，主治各种内外出血证，对痈肿疮疡、胃肠溃疡等证属瘀血内阻者甚效；血余炭味苦性温，入肝、胃经，止血散瘀，善治吐衄血痢等各种出血证；乌梅味酸性温，入肝、脾、肺、大肠经，功专敛肺生津，涩肠止泻，治久痢滑泄等证；取此七味药清热止血、散血消瘀、涩肠止泻之功治其兼症，故为佐药。甘草味甘性平，调和诸药而和谐全方，故为使药。全方共奏疏肝健脾、清热消肿、化瘀止血之功。

按语：酒为湿热之物，伤肝害胃；肉乃高热之食，积而化热。本例患者过食肥甘厚腻，"以酒为浆，以妄为常"的不健康生活方式，致使积热火毒内郁为患，伤脾损元，胃肠健运失司，而致泻痢频作；气虚血瘀，脓血黏液便俱下，循环障碍，病损组织无力修复，故成缠绵难愈之顽证。盖久泻伤元气，气虚血必瘀，治必健脾补气，才能"气复帅血而行"，所以本案健脾补气是治本之策。但泻痢腹痛便血之标为急，急则治其标，鉴于积热火毒动血为患，又权变清热凉血、化瘀止血为先，按此标本缓急，有序辨治，以观后效。

二诊（4月5日）：服上方20剂，大便次数由每日15次减为每日8次，腹痛减轻，仍有脓血黏液便，下坠感减轻，脉象沉细，舌质红，薄白苔，有齿痕，舌脉瘀。药对病机，症有所减，继以上方加焦扁豆20g。15剂。

结肠舒浓缩丸1袋，每次6g，每日2次，早晚食前温开水送服。胃康胶囊6瓶，1次4丸，1日3次，餐后1~2小时服。山药鸡子黄粥500g，1次50g，做粥食疗，每日2次，空腹吃。综合为治，协同取效是对复杂、疑难、慢性病症的有效措施，这正是中医治疗的优势。

三诊（4月22日）：腹痛大减，仍有脓血黏液便，每日5~6次，下坠感减轻，脉沉细无力，舌质淡红，舌体胖大有齿痕，舌脉瘀。证属脾气不足，肠中余热未尽，继以上方加黄芪30g，白头翁20g，败酱草30g，槟榔10g，焦山楂20g。15剂。

四诊（5月13日）：症状明显减轻，精神好，有力气，两腿酸软感消失，大便每日5次，黏液减少，无脓血，下坠亦轻，脉细，舌质淡红，舌体胖大、齿痕减轻，舌脉瘀减轻。证属脾气仍虚，邪气已减，余热未尽，拟补气健脾，活血止血兼清余热。调方：黄芪30g，当归10g，太子参20g，白术30g，茯苓20g，吴萸连10g，白头翁20g，槟榔12g，焦扁豆20g，莲子肉15g，血余炭15g，三七粉8g，甘草10g。7剂。

五诊（5月23日）：上方服完，肠镜复查示：距肛门15cm直肠至乙状结肠处，黏膜弥漫性充血水肿，血管纹理模糊不清，并有点片状糜烂及0.4cm×0.6cm大小溃疡面，表面附白苔、伴渗血；活检病理片示：直肠黏膜慢性炎伴急性炎症，并见炎性肉芽组织、炎性渗出物，以及少许坏死组织。诊断：溃疡性直肠炎。自觉症状大有好转，肠鸣轻，大便次数减至每日3~4次，下坠感轻微，少有血便，服山药鸡子黄粥后，饮食正常，胃肠舒适，全身较前更为有力，体重增加，信心增强。继以上方巩固，12剂。

六诊（6月20日）：饮食规律，大便成形、每日3~5次，因饮酒1次，偶有少量便血，但无下坠感，脉沉细，舌质淡红，舌苔薄白，舌脉瘀大减。为方便患者，停用汤剂，继以成药胃康胶囊、结肠舒缩丸和山药鸡子黄粥巩固。

七诊（9月2日）：近2个月仅服胃康胶囊、结肠舒缩丸和山药鸡子黄粥，精神好，饮食正常，大便成形，每日2~3次，无下坠感，体重已恢复至病前（62kg），半年增重12kg，脉沉缓较有力，舌质淡红，薄白苔，无齿痕，舌脉不瘀。此乃正复七八，邪留二三，继服上药，减其量，善其后。

按语：溃疡性结肠炎属久痢范畴，多由饮食不节，烟酒无度，劳倦伤脾等不健康生活方式所致，证属正虚邪实。虚者，脾胃之元气亏虚；实者，寒热瘀滞、虚实夹杂之邪气实，故病情缠绵，反复难愈。治疗以健脾补气、活血止血为大法，其标本虚实，补泻宣通，统筹兼顾，先后次第，有序治疗，权衡变通，加减灵活，圆机活法，无不愈者。切勿乱治：收涩止泻者，无功；抗炎消炎者，有害；利水止泻者，伤阴；苦寒败胃者，伤脾无益。此外，食疗食养，必不可少。

案五　久泻伤元气血瘀，温中健脾化血瘀

符某，女，56岁。2005年8月9日来诊。

现病史：腹泻10年，加重6个月。10年前患结肠炎，未正规治疗，时轻时重，大便溏泄，每日1~2次，每食辛辣刺激食物则腹泻加重，每日

3~5 次，夹脓血黏液便，便前肠鸣、腹痛，便后即缓。纳差，身困乏力，脉沉细无力，舌质暗淡，苔白腻，舌边有齿痕，舌脉瘀。

辨证分析：脾虚失运，故见舌质暗淡、舌苔白腻有齿痕、大便溏泄、纳差、身困乏力；气机阻滞，故见便前肠鸣、腹痛，便后即缓；久泻伤元气，气虚血瘀，故见脉沉细、舌脉瘀。

诊断：脾虚失运，气虚血瘀之慢性泄泻（结肠炎）。

治法：益气健脾，活血化瘀。

方药：自拟方。黄芪 20g，党参 15g，白术 30g，茯苓 20g，干姜 10g，柴胡 10g，枳壳 15g，葛根 15g，三棱 10g，莪术 10g，败酱草 30g，马齿苋 30g，炙甘草 10g。12 剂。

用法：每日 1 剂，水煎两次合并，分早晚食前服。

胃康胶囊 6 瓶，每日 3 次，每次 4 粒，饭后 1~2 小时温开水送服。

结肠舒浓缩丸 1 袋，每日 2 次，每次 6g，饭前温开水送服。

方解：脾虚则不运，黄芪、党参乃大补元气之要药，为君药。白术、茯苓、干姜助君药温中健脾之力，为臣药。脾胃居中焦而主升降，柴胡、枳壳、葛根升脾之清阳而降胃之浊阴；气虚而血瘀，假君臣补气健运之力，借三棱、莪术破气活瘀之功，行气活血；败酱草、马齿苋清热化瘀，取此三组药，共奏升降、化瘀、清热之功，为佐药。炙甘草益气和药，为使药。全方共奏益气健脾、活血化瘀之功。

二诊（10 月 21 日）：服上药后症状明显减轻，每日晨起大便 1 次，溏便，无脓血、黏液、腹痛和下坠感，食量增加，体力增强，能干家务活和农活，脉沉缓无力，舌质暗淡，苔薄白，舌脉瘀。药证相符，证有所减，继以上方加吴萸连 10g，10 剂。胃康胶囊 6 瓶，结肠舒浓缩丸 1 袋，继以巩固疗效。

三诊（2006 年 7 月 18 日）：去年服药已愈，今年夏季天热，因饮食不当，加之农忙劳累，病情复发，大便溏泄，每日 1 次，但无脓血黏液，脉沉缓，舌质淡红，薄白苔，舌脉瘀减轻。证属饮食劳倦伤脾胃，继以胃康胶囊 6 瓶、结肠舒浓缩丸 1 袋，巩固即可。

按语：张锡纯《医学衷中参西录》云："久泻伤元气，气虚则血瘀，故治必补气活血。"本案属脾虚失运、气虚血瘀之慢性泄泻（结肠炎），治宜益气健脾、活血化瘀。以汤剂、成药制剂配伍，皆以补气健脾、活血化瘀为功，疗效显著又方便。

案六　脾肾虚寒结肠炎，温补涩肠兼化瘀

高某，男，43岁。2005年7月18日就诊。

现病史：腹痛、泄泻6年。经结肠镜检查诊断为慢性非特异性溃疡性结肠炎，曾服用小檗碱、诺氟沙星等药均无效。四肢不温，腹部隐痛，黎明腹泻，泻后痛减，便溏夹有黏液，伴腰膝酸软，脉细无力，舌质淡红，苔白腻，舌体胖大，边有齿痕，舌脉瘀。

辨证分析：脾主四肢，脾肾阳虚，故见腹痛、黎明腹泻、便溏夹有黏液、腰膝酸软、脉弱等一派虚寒之象；泻后痛减为虚中夹滞之象；舌质淡红、苔白腻、舌体胖大有齿痕，皆为脾虚湿阻；气虚则瘀，故见舌脉瘀。

诊断：脾肾阳虚，寒湿夹滞之泄泻（慢性非特异性溃疡性结肠炎）。

治法：温补脾肾，涩肠消滞。

方药：四神丸合理中汤加味。黄芪30g，白术15g，党参15g，肉豆蔻15g，补骨脂12g，干姜12g，吴萸连10g，赤石脂12g，禹余粮15g，五味子15g，焦山楂20g，炙甘草10g，大枣3枚。10剂，水煎服。外用温脐贴，可温中健脾，理气止痛。

方解：脾主运化，故以理中汤调理中焦，温中健脾，复运化之职，为君药。肾主二便，寄命门之火，补火生土，故以四神丸、赤石脂、禹余粮助脾运而涩肠止泻，为臣药。久病多虚多瘀，易形成虚实寒热夹杂之证，黄芪、吴萸连、焦山楂补气活血，疏肝清胃，气足血活，阴阳调和则生机旺而病损得复，为佐药。炙甘草、大枣补中益气，引诸药入脾胃，为使药。全方共奏健脾温肾、涩肠消滞、止泻之功。

二诊（7月28日）：腹泻、腹痛均止，改服结肠舒浓缩丸两袋（约服两个月），1次6克，每日两次，嘱食疗食养，以固本防复。

按语：久病多虚多瘀，本案患者的慢性结肠炎属虚实寒热夹杂之证，首以汤药辨证拟方，量身定做，稳定病势；再以丸剂辨证拟方，小料制剂，方便节省，以固本防复；食疗食养，必不可少，此乃中医治疗的特色优势。

案七　便秘泄泻结肠炎，益气养阴补脾肾

李某，男性，60岁。2004年7月20日就诊。

现病史：腹泻、便秘交替20余年，时夹脓血黏液便，伴左下腹疼痛，神疲乏力，消瘦，咽干口燥，五心烦热，脉细弱，舌质暗红，无苔，舌脉瘀。肠镜示：直肠、乙状结肠黏膜充血水肿，部分苍白。

辨证分析：久泻伤阴，故见脉细数、舌质暗红、无苔、咽干口燥、五

心烦热；左下腹疼痛、腹泻、便秘交替，时夹脓血黏液便，舌脉瘀，均为久泻气阴两伤，由气及血，气滞血瘀，与肠镜检查所示直肠、乙状结肠黏膜充血水肿相吻合；脾虚则消瘦、神疲、乏力。

诊断：气阴两虚，气滞血瘀之慢性泄泻（结肠炎）。

治法：益气养阴，健脾活血。

方药：自拟方。太子参 30g，当归 10g，白芍 12g，乌梅 10g，玄参 15g，黄芪 20g，辽沙参 30g，蒲公英 30g，马齿苋 30g，竹茹 15g，甘草 5g。10 剂。

三七山药鸡子黄粥，每次 30g，做粥，空腹食之，每日 2 次。

方解：久泻气阴两伤，以辽沙参、太子参益气养阴，为君药。白芍、乌梅酸敛护阴，为臣药。气虚血瘀，黄芪、当归补血散血；热伤气阴，以甘寒之蒲公英、马齿苋、竹茹清之；共用可补气活血，清热益阴，为佐药。甘草补中益气，调和诸药，为使药。全方共奏益气养阴、健脾活血之功。

二诊（7 月 30 日）：服 10 剂后，大便转调，不泻不秘，每日 1 次，脉沉缓无力，舌质淡红，薄白苔，舌脉瘀。此为热去阴复。上方去蒲公英、竹茹，加生白术 30g，怀山药 30g，山茱萸 20g，以补脾肾固其本。40 剂。

三诊（9 月 15 日）：服药后病情康复，随访 1 年无复发。

按语：久泻气阴俱伤，养阴清热为先，阴生则阳长。脾胃为后天之本，主运化水谷；肾为先天之本，主二便，内寄元阳。温阳补肾，补火生土，补气健脾，固脾肾之本而防复，这是治疗气阴两虚、气滞血瘀之慢性泄泻的方法，气足血和则生机盎然。

案八　腹痛腹泻积热证，消积导滞清腑热

王某，男，54 岁，香港人。2011 年 11 月 3 日来诊。

现病史：腹痛、腹泻 1 年。辄因饮食不当、过食生冷肥甘而加重，伴腹痛、肠鸣、急迫欲泻，便后即止，黏液便，每日 3~5 次。频发口疮（约 15 天复发 1 次），久服西药无效，饮食尚好，脉弦细，舌质红，裂纹满布，花剥苔，舌脉瘀。

辨证分析：饮食不节，屡伤脾胃，健运失司，积热耗津，久泻伤阴，故见脉弦细、舌质红、裂纹满布、舌脉瘀；胃火炽盛则消谷善饥；食而不消，积滞化热，故见口臭、口干、口苦、口疮、花剥苔。

诊断：肝郁气滞，积热耗阴之泄泻。

治法：疏肝清热，消积导滞。

方药：柴胡疏肝散化裁。柴胡12g，枳壳15g，赤芍、白芍各15g，山楂20g，三棱10g，莪术10g，吴茱连15g，蒲公英30g，马齿苋30g，白头翁20g，甘草10g。7剂，水煎服。

方解：木郁克土，肝胃不和，纳运失司，积滞化热。木郁达之，故以柴胡、枳壳疏肝理气，调畅气机，为君药。肝藏血，体阴用阳，赤芍、白芍凉血益阴，助君药以柔克刚，为臣药。积热已成，山楂、三棱、莪术消积导滞除积热；吴茱连疏肝之郁、清胃之火；余热末去，以蒲公英、马齿苋、白头翁清之，此三组药可消积导滞清胃火，为佐药。甘草调和诸药，为使药。全方共奏疏肝清热、消积导滞之功。

二诊（11月11日）：大便量多，色黑质黏，每日2次，腹痛、急迫感消失，睡眠仍差，脉弦细，舌质红，裂纹，舌脉瘀。此为邪祛未尽，需健脾安神，同上方加生白术30g，夜交藤30g，合欢花15g。7剂。

三诊（11月18日）：大便溏，不黑黏，每日1~2次，无腹痛、口臭，唯口鼻燥热，脉沉细，舌质红，花剥苔减轻。证属积热去，阴未复，加之初冬气候干燥，治宜补气健脾，养阴益胃，固本防复，调方：太子参15g，白术30g，茯苓20g，怀山药30g，吴茱连10g，赤芍、白芍各15g，辽沙参30g，山楂20g，三棱10g，莪术10g，马齿苋30g，甘草10g。10剂。

四诊（11月27日）：鼻燥热消失，饮食正常，大便成形，每日1次，睡眠好，脉沉缓，舌质淡红，裂纹变浅，花剥苔消失。鉴于病情基本痊愈，当巩固疗效，予结肠舒浓缩丸1袋，每次5g，每日2次，食前温开水送服。

五诊（2012年1月20日电话回复）：服药丸后，饮食二便正常，恐复发，请寄药丸1袋。

按语：饮食伤，积热成，治宜用"通因通用"之法，消积导滞，清胃肠积热。积去热除，则正气自复；若气阴未复，当益气养阴，固本防复；终以验方制剂巩固之。临证只要思路清晰，辨证准确，论治有道，步步为营，实施"辨证论治十法"，即使疑难杂症，亦总有法度，这就是辨证论治的神奇之处。

7. 饱胀

案 苦寒清凉伤中阳，饱胀厌食温通康

王某，男，44岁，河南省旅游局干部。2012年4月22日来诊。

现病史：胃痛、饱胀3天。听信传言，喝绿豆水1个月，致使食少纳差，又因餐后饮特浓凉茶，出现胃痛饱胀，嗳气不畅，矢气不通，欲吐不吐，欲便不能，3天未食，脉沉弦，舌质淡，苔白厚腻，舌体胖大，舌脉瘀。

辨证分析：素体脾胃虚弱，又喝绿豆水月余，更伤中阳，加之午餐不当，又饮苦寒败胃之凉茶，积冷不化，故见胃痛饱胀、嗳气不畅、矢气不通、欲吐不吐、欲便不能；舌质淡、苔白厚腻、舌体胖大，皆为脾虚湿阻之象；脉沉弦、舌脉瘀皆为气虚血瘀之象。

诊断：脾胃虚寒，积冷胃肠之痞满。

治法：温中下气，消积导滞。

方药：胃蒸丸20丸。每次6丸（0.04g/丸），每日2次。如因服药过量而腹泻甚，急饮冷开水或加醋即解，饮凉米汤更好。

方解：饮食不节，寒伤中阳，沉寒痼冷，积瘀胃肠，故见胃痛、饱胀、嗳气、厌食。胃肠属腑，以通为用，以消为补，治当温通下气、消积导滞。巴豆辛热，入胃与大肠经，辛可散结聚之邪，热可化寒凝痼积，复以峻下祛其积滞，为君药。荞麦面味甘性凉，入脾胃大肠经，甘能益脾，凉能益阴，可润胃肠，开胃宽肠，下气消积，善治肠胃积滞，既可助君药下气消积、宽肠、祛五脏滓秽浊邪，又能益脾润胃，为臣药。有形结聚之积滞与无形痞满之气郁，寒热错杂，交织互结。寒以温则散，积瘀以行气活血则消，川乌、草乌大辛大热，散寒而止痛；干姜、高良姜皆辛热，入脾、胃经，为温中回阳、散寒止痛、止呕之专药；大茴、小茴、花椒皆辛温，气味芳香，入脾、胃经，可辛温散寒而止痛，芳香和胃而畅中，为脾胃所喜；积久而气滞血瘀，三棱、莪术行气破瘀，消积止痛；当归、川芎味辛甘性温，为血中之气药，可补血行气，气行则血活，血活则瘀化，邪去痛自止矣。故上述诸药，取其配伍、减毒、增效之妙，共奏芳香和胃、行气活血、消积导滞、温中止痛之功，为佐药。醋既能活血散瘀解毒，又能下气消食开胃，以醋和药制剂，而解诸药之毒，故为使药。全方共奏温中止痛、消积导滞、理气活血之功。本方药虽峻猛，但配伍巧妙、工艺考究、服量甚微、备以解法，故安全有效。

二诊（4月23日）：恨病吃药，自主加量，上午10时服胃蒸丸7丸，至下午1时嗳气，矢气频作，肠鸣泄泻，遵医嘱多饮热水，15分钟后又暴泻如注，连泻3次后气行胀消，胃肠舒适，饥渴欲食，即刻食烧饼一个，又吃面条一碗。

按语：本案属脾失健运，寒伤中阳，寒凝气滞，积滞不化之痞满。胃蒸丸能温中止痛，消积导滞，理气活血，药对病机，所以速效。另附案例：路女士，因过食肥甘厚腻，致使积热火毒而痤疮峰起，胸背疔肿，便秘腹胀，口臭齿痛，服枳术消积丸，力逊不及，改服胃蒸丸。按常量服用6~8丸，毫无动静，增至42丸才通而泻下大量黑黏恶臭大便，一小时连泻3次，之后自觉轻松舒适，继以常量服药亦能泻2次，溏便。积去热除，毒有出路，疔肿、痤疮渐消，可见积重难返，非重剂不能克之。我因胃肠积滞而服胃蒸丸9丸，饮大量茶水，以求大泻为快，不料过时无泻。以往只服6丸，三小时即肠鸣水泻如注，间隔15~20分钟泻1次，连泻3~4次，立刻神清气爽，口臭立止，胀满俱消。此次未泻是否与茶水有关？正在反思，稍有便意，时在药后四个半小时，缓缓溏泄，量较多，然而始终没有水泻如注，一次便完，积热诸症全消。此次量多、时延、泻缓，可能原因：一则积重药轻（已有路女士先例）；二则与饮茶有关，"茶不送药"之说，可得以验证。特记于此，以备考察。

8. 心悸

案 痰浊瘀阻胸痹证，健脾温化血脉通

王某，男，65岁，干部。1981年5月18日就诊。

现病史：胸闷、气短8年，伴头晕、心悸、失眠、多梦、乏力、纳呆食少、便溏不爽等症状，每因工作疲劳而加重。体重肥胖（体重90kg），血压偏低（80/50mmHg），1974年开始出现心律失常，当时心电图示：频发室性早搏。后病情渐重，遇劳后血压更低，常在60/40mmHg上下，曾经多次住院治疗，症状虽暂时好转，但心律失常一直未能纠正，脉沉细无力，舌质暗淡，苔白厚腻，舌体胖大，边有齿痕，舌脉瘀。心电图示：V_5导联S-T段压低，频发室性早搏，呈二联率，心率60次/分。

辨证分析：胖人多脾气虚，脾虚失运，湿由内生，故见纳呆食少、便溏不爽、舌淡、舌体胖大有齿痕、苔白厚腻；气虚血瘀，故见胸闷、气短、头晕、心悸、失眠、多梦、身困乏力、脉沉细无力、舌质暗淡、舌脉瘀。

诊断：脾肾阳虚，痰浊瘀阻之心悸（心律失常）。

治法：益气健脾，温肾助阳。

方药：（自拟方）生黄芪30g，党参15g，白术20g，茯苓30g，山药

30g，薏苡仁 30g，仙灵脾 30g，泽泻 15g，菟丝子 30g，怀牛膝 15g，川续断 20g，丹参 30g，酸枣仁 15g，炙甘草 5g。

方解：气虚则血瘀，治当补气健脾。生黄芪、白术补气健脾，为君药。脾为湿土，喜燥恶湿，党参、茯苓、山药、薏苡仁渗湿健脾，助君药补气健脾之力，为臣药。肾阳虚，火不生土，仙灵脾、菟丝子、怀牛膝、川续断温阳补肾，益火生土；心主血，藏神，丹参、酸枣仁、泽泻活血安神，利尿强心；取此两组药温阳补肾，活血安神，为佐药。炙甘草益气复脉，调和诸药，为使药。全方共奏益气健脾、温肾助阳之功。

二诊（7 月 10 日）：上方连服 30 剂，症状明显好转，胸闷、气短、头晕、心悸大减，睡眠好，饮食增加，精神好，舌淡，苔薄白，脉沉细。心电图示：V_5 低平，S-T 段压低，心率 65 次/分；心阻抗图：心肌收缩指数（HT）10.71。继上方去川续断、怀牛膝、酸枣仁，加当归 15g，赤芍 15g，黄精 20g，加强活血通脉之力。

三诊（8 月 22 日）：连服 30 剂，诸症悉除，舌淡红，苔薄白，脉沉缓，过劳时仍乏力，稍作休息即可恢复。心电图示：律齐，V_5 有改善（提高 0.5mv），心率 75 次/分；心阻抗图：心肌收缩指数（HT）提高（11.43）；血压：120/80mmHg。大病初愈，虚不耐劳，调方如下，处方：生黄芪 30g，党参 30g，白术 10g，茯苓 20g，山药 30g，薏苡仁 30g，仙灵脾 20g，泽泻 15g，菟丝子 30g，黄精 30g，赤芍 15g，炒酸枣仁 15g，夜交藤 30g，炙甘草 10g。

四诊（10 月 6 日）：连服 30 剂，病告愈。

按语：本案由于脾肾阳虚，湿浊内盛，导致痰瘀阻络、血行不畅之虚实夹杂，故用黄芪、党参、白术、茯苓、山药、薏苡仁益气健脾固其本；仙灵脾、泽泻、菟丝子、续断温肾助阳，益火生土，以复健运，断生痰之源；当归、赤芍、黄精、丹参、怀牛膝、酸枣仁、炙甘草活血化瘀，通经活络，养血安神，祛邪而扶正，气足血行，而收全功。

9. 高血压

案　阴虚阳亢高血压，滋阴潜阳心肾交

赵某，女，39 岁，干部。1968 年 3 月 3 日就诊。

现病史：头晕、头痛 6 年。1962 年因妊娠后期高血压（220/180mmHg）而提前生产，产后调理失当，血压一直未恢复正常，常伴有失眠、多梦、腰痛等症状，近几年加重，曾两次晕倒，右半身麻木，手指尤甚，身困无力，足凉面赤，黎明虚汗自出，月经过多，舌质红，苔薄，脉象左关细弦，寸尺细弱，右脉细弱无力，血压：160/120mmHg。

辨证分析：妊娠眩晕，险生危症，产后失调，病情有增无减。头痛头晕、身困乏力、四肢麻木、足凉面赤、脉弦细、舌质红，皆为阴虚阳亢，气虚血瘀，循环障碍之象；失眠多梦、腰痛、脉寸尺细弱无力，皆为心肾不交之象。

诊断：阴虚阳亢，心肾不交之高血压。

治法：滋阴潜阳，养血安神。

方药：（自拟方）生地黄15g，枸杞子15g，生龟甲15g，生龙骨15g，生牡蛎15g，珍珠母15g，玳瑁6g，桑寄生15g，怀牛膝12g，杜仲12g，川续断12g，当归12g，生白芍20g，朱茯神12g，炒酸枣仁10g，柏子仁10g。10剂，水煎服。

方解：滋阴潜阳，生地黄、枸杞子滋补肾阴，为君药。白芍、生龟甲、生龙骨、生牡蛎、珍珠母、玳瑁重镇平肝以潜阳，助君药滋阴潜阳之力，为臣药。桑寄生、怀牛膝、杜仲、川续断补肾通络，引血下行；当归、生白芍、朱茯神、炒酸枣仁、柏子仁养血安神，以定魂魄，取此两组药补肾通络，安神定魄，为佐药。全方共奏滋阴潜阳、养血安神之功。

二诊（3月17日）：头晕、头痛减轻，血压142/102mmHg，饮食增加，睡眠好转，仍多梦，舌质淡红，苔薄白，脉象较前和缓有力。药对病机，症有所减，继服上方10剂。

三诊（3月28日）：头痛、头晕顿减，饮食增加，手足麻木、心悸、失眠等症状消失，唯感身困乏力，血压130/98mmHg。证属阴精渐复，阳气不足，上方加黄芪30g，再服10剂。

四诊（4月10日）：诸症悉除，血压120/80mmHg。继上方5剂，打粉，炼蜜为丸，每次1丸（10g），每日2~3次，以巩固疗效。1969年年底随访，连服丸药3个月，血压稳定，熟睡无梦，精神好，工作繁忙时也无任何不适。

按语：张景岳云："眩晕一证，虚者，居其八九。"本案因妊娠子痫，提前生产，又失于调养，肾精耗散，阴阳失调，以至阴虚于下，阳亢于上而致眩晕，属继发性高血压。久病失治，病情有增无减，肾水亏于下，心火炎于上，水火不能既济，阴阳不能交泰，心悸、失眠、多梦，诸症丛生，故用生地黄、枸杞子、桑寄生、怀牛膝、杜仲、川续断滋肝肾，固冲任，调血海；珍珠母、生龙骨、生牡蛎、生龟甲、玳瑁镇肝潜阳；当归、朱茯神、生白芍、炒酸枣仁、柏子仁养血安神宁志，使阴阳调，冲任固，心血足，诸症除，沉疴得愈。

10. 咳嗽

案一　肺胃郁热咽燥咳，消积清热利咽喉

王某，女，38岁，住陇海东路。2013年10月7日就诊。

现病史：咳嗽1年。曾使用中西药、输液抗感染治疗，均无效，伴咽干痛、痒即咳、无痰，晚上尤重。食欲亢进，消谷善饥，进食快且多，口臭，大便色黑恶臭、黏腻不爽，月经提前6天，色黑量少（末次月经为9月16日），脉沉细数，舌质红，苔腻，舌脉瘀。

辨证分析：消谷善饥、口臭、大便色黑恶臭、黏腻不爽，皆为胃肠积热之象；咽干痛、痒即咳、晚上尤重，为喉源性干咳之明证；脉沉细数、舌质红、舌脉瘀，皆为阴虚内热、血瘀之象。

诊断：肺胃郁热，积热火毒之咳嗽（喉源性）。

治法：消积导滞，清喉利咽。

方药：（自拟方）炒莱菔子15g，山楂30g，白头翁30g，前胡20g，射干20g，杏仁15g，桑白皮30g，玄参15g，牡丹皮20g，赤芍20g，蒲公英30g，鱼腥草30g，桔梗15g，甘草10g。5剂，水煎服。

方解：咽喉乃肺之关、胃之门，肺胃郁热所致喉源性咳嗽，源于外感内伤。本案因内伤饮食、积热火毒，独出口鼻而蒸损咽喉所致，故治以消积导滞，祛除积热，釜底抽薪。炒莱菔子辛甘而平，辛能行气，甘能益脾，具推墙倒壁之力，既行脾胃气滞而消积导滞，推陈致新，又无三黄苦寒败胃之弊，为君药。山楂味酸甘，入脾、胃、肝经，能消积破气，活血散瘀；白头翁苦寒，入胃和大肠经，可清热解毒，凉血清肠，釜底抽薪矣。本方取二者消积破气、清热解毒之功，为臣药。《医学三字经》云："气上呛，咳嗽生，肺最重，胃非轻。"肺胃郁热，积热火毒上攻，则咽喉肿痛、干痒而咳。前胡辛苦微寒，清肺化痰；射干苦寒，清热利咽；杏仁、桑白皮宣肺降气，清热止咳；玄参、牡丹皮、赤芍、蒲公英、鱼腥草清热凉血，散瘀消肿；取此四组药清热利咽，益阴化痰，降气止咳，散瘀消肿，为佐药。甘桔汤为治咽喉病名方，可引药直达病所，利咽止咳，调和诸药而解毒，为使药。全方共奏消积导滞、清喉利咽、止咳化痰之功。

二诊（10月14日）：服药后，大便黑黏减轻，排便较爽利，咽痛痒减

轻，饥饿感、咳嗽大减，痰少咽利，脉沉细，舌质淡红，舌尖赤，苔白腻。此为积去热减，咽利咳轻，继以上方加生白术 30g，以健脾助运。3 剂。

三诊（10 月 18 日）：咳嗽止，大便黑黏，2 日 1 次，口臭减轻，仍食多易饥，脉细，舌红，苔白腻。证属积热未尽，同上方加枳术消积丸 20g，加强消积泄热之力，釜底抽薪，防死灰复燃，6 剂。

四诊（10 月 25 日）：饥饿感减轻，饮食正常，大便成形、不黑黏，排便爽利，每日 1 次，脉沉细，舌质红，苔薄白。此为邪去咳止，气阴未复，宜益气养阴善其后，调方：辽沙参 30g，麦冬 15g，生地黄 15g，玄参 15g，牡丹皮 15g，生白术 20g，枳壳 15g，白芍 20g，甘草 10g。6 剂。

按语：咽咳屡治不愈，治不得法也。只知抗菌、消炎，乃治标未治本，故不愈也。咽喉是肺、胃与外界相通的门户，无论是外感燥热伤于肺，或是内伤饮食积热于胃，都会引起肺胃郁热，独出口鼻，蒸损喉间而致咽喉充血水肿、干痒疼痛，如有刺激即咽痒而咳。话多噪叫、早晚加重、干咳无痰、得润暂止是其特点。本案为内伤疾病，积热耗阴，致咽喉干痒而咳，非细菌感染，抗炎何益？燥热干痒之源，在于内伤脾胃，积热耗伤气阴，津不上布，故消积导滞，釜底抽薪，积去热除，邪去正安，加之养阴润燥，清咽利喉，则喉源性咳嗽自止。这便是辨证论治、治病求本之理。

案二　肺胃郁热咽痒咳，降气利咽咳嗽止

和某，女，19 岁。2008 年 8 月 12 日来诊。

现病史：咳嗽 2 个月。初因感冒咳嗽用消炎药治疗，咳未止，胃已伤，现仍咽痛干痒，痒即咳，纳差，便秘，3 天 1 次，靠口服三黄片等泻药排便，脉细，舌质淡红，舌苔白腻。

辨证分析：风热燥邪伤及肺胃，燥则胃气逆，热则肺气伤，《医学三字经》云："气上呛，咳嗽生，肺最重，胃非轻。"肺胃燥热，咳嗽不已；咽喉为肺之关、胃之门，燥热往返，蒸喉损咽，故见咽痛、干痒、痒即咳；肺与大肠相表里，燥热伤阴，故见脉细、便秘；舌淡、苔腻，皆为脾失健运之象。

诊断：肺胃郁热，蒸喉损咽之咳嗽（喉源性）。

治法：疏风清热，降气利咽，润燥止咳。

方药：桑菊饮加减。桑叶 15g，菊花 12g，桑白皮 15g，枇杷叶 30g，

瓜蒌 30g，桔梗 20g，射干 15g，蒲公英 30g，升麻 3g，玄参 20g，木蝴蝶 15g，焦山楂、焦麦芽、焦神曲各 15g，连翘 15g，甘草 10g。6 剂，水煎服，每日 1 剂。

方解：肺胃郁热，胃气上逆，热毒损咽。《温病条辨》云："治上焦如羽，非轻不举。"故治宜疏风清热，降气利咽，润燥止咳。桑叶、菊花味苦辛性凉，疏散风热，为君药。气有余便是火，降气即泻火，桑白皮味甘苦性寒，清降肺火而止咳平喘；枇杷叶味苦性微寒，入肺、胃经，可和胃降逆、止咳化痰，本方取诸药苦寒为用，清降为功，上清肺以止咳，中清胃以降气；瓜蒌甘寒，清热化痰，润肠通便，取三味药清热化痰，降逆止咳，为臣药。咽为肺之关、胃之门，肺胃郁火则咽痛、干痒而咳，故治以清咽降气为要。射干疗咽壁而消痈肿；升麻、桔梗、玄参、蒲公英、连翘、木蝴蝶解毒利咽，可治肺热咳嗽；焦山楂、焦麦芽、焦神曲消食化滞；本方取此十味药，为佐药。甘草调和诸药为使药。全方共奏宣肺清热、解毒利咽、润肺止咳之功。

二诊（8 月 18 日）：服 3 剂后，症状大减；服完 6 剂，咽不痛、不痒、不咳嗽，食欲好，大便通畅，每日 1 次。

按语：患者久咳不愈，长时间用消炎药物治疗，咳未愈，胃又伤，治不得法也。本案证属咽喉痹（喉源性咳嗽），肺胃郁热，蒸喉损咽为其关键病机，治以疏风清热、降气利咽、润燥止咳为法，只要把握四诊，辨证准确，探本求源，则疾病速愈。

案三　一误再误虚其里，健脾化痰则咳愈

李某，女，34 岁。2009 年 7 月 21 日来诊。

现病史：感冒 1 月未愈，又复感 1 周。曾注射抗生素 10 余天无效，又服麻杏石甘汤加味 20 余剂，仍无好转。现有低热，怕冷，汗出，鼻塞流黄涕，咳嗽加重，吐黄痰，黏稠难出，耳闷，咽干痒，脉细无力，舌质淡，舌体胖大有齿痕，苔薄白。

辨证分析：风热犯肺，肺失肃降，热炼津液为痰，故见鼻塞、咳嗽、吐黄痰；脾气大虚，土不生金，肺卫不固，故复感，又因误治虚其表，而加剧汗出、恶寒等症状。

诊断：体虚外感，邪热上犯。

治则：轻清疏表，肃肺化痰。

方药：桑菊饮加减。桑叶 15g，菊花 12g，柴胡 20g，苇根 30g，炒牛

蒡子 15g，浙贝母 10g，白芷 15g，杏仁 15g，辛夷花 15g，鱼腥草 30g，桑白皮 30g，甘草 6g。3 剂。

用法：密闭冷却回流煎药法，煎煮两次，合并，分早晚温服。

方解：外邪束表，肺失肃降，治宜轻疏肺卫，化痰止咳。方中桑叶味苦甘性寒，入肺经，疏散上焦风热；菊花味甘苦性微寒，入肺、肝经，疏利达表，二者疏散上焦风热而解表邪，故为君药。《医学三字经》云："气上呛，咳嗽生，肺最重，胃非轻。"苇根味甘性寒，入肺、胃经，既可清肺胃热，又益胃阴而解表；柴胡味苦辛性微寒，和解退热，本方取二者辛甘寒之性而助君药清热疏表，故为臣药。风热郁于肺胃，熏蒸咽喉，气逆而咳，杏仁苦以降肺，消痰止咳；浙贝母味辛苦性寒，止咳化痰，清热散结；炒牛蒡子味辛苦性凉，入肺、胃经，可疏散风热，利咽解毒消肿，二者相须配伍，以增清热散结、肃肺止咳之力；白芷、辛夷花辛温解表，专通鼻窍；鱼腥草、桑白皮清热解毒，泻肺热而止咳，取此七味药，为佐药。甘草调和诸药，为使药。全方共奏疏风清热、化痰止咳之功。

二诊（7 月 24 日）：服药后，症状无减，病无好转，当重新辨证分析。患者过用抗生素，损伤脾胃，复用麻杏石甘汤治疗月余，更伤中阳，雪上加霜，导致土不生金，肺卫不固，正不抗邪，反复感冒，迁延不愈。初诊忽视了脾气大虚、正不抗邪的基本病机，以及中医"治病必求于本"的重要原则，而偏重于疏表散邪，化痰止咳，以祛邪为主。盖"邪之所凑，其气必虚"，脾胃为后天之本，舍去扶正而专注于疏表散邪，乃本末倒置，故不愈也。脉沉细无力，舌体胖大有齿痕，舌苔薄白，乃脾气大虚之象，此为病之本，改以益气健脾、燥湿化痰、固本止咳为治，拟黄芪人参汤合二陈汤加减。

处方：黄芪 30g，党参 15g，当归 10g，白术 30g，茯苓 30g，半夏 15g，陈皮 15g，葶苈子 30g，柴胡 20g，干姜 10g，山楂 15g，杏仁 15g，紫菀 15g，款冬花 15g，五味子 10g，炙甘草 10g，生姜 5 片，大枣 5 个。3 剂。

方解：脾为生痰之源，肺为贮痰之器。脾健则湿化痰除，中阳复，元气充，邪去正复矣。黄芪、党参大补元气，为君药。白术、茯苓燥湿健脾，为臣药。痰湿有碍脾运，取二陈汤、理中汤，燥湿温中以健脾；柴胡升阳以补中；山楂开胃而消食；当归与黄芪巧为补血汤，补气生血以扶正；葶苈子、杏仁泻肺降气、祛痰平喘；紫菀、款冬花、五味子润肺化痰以止咳。本方取二陈汤、理中汤等温中健脾，化痰止咳，温肺平喘，为佐药。炙甘草、姜、枣益气和中，调和诸药，为使药。全方共奏益气健脾、燥湿化痰、温肺止咳之功。

三诊（7月28日）：服上药3剂后，感冒、咳嗽、咳痰均明显减轻，余症仍存，脉细，舌质淡，舌体胖大，边有齿痕。此为扶正祛邪，同上方加百合15g，加强养阴润肺之力。3剂。

四诊（7月31日）：咽不痒、不咳，便溏，每日1次，食欲好，多食则胃痛，脉沉细，舌质淡红，舌体胖大有齿痕。此为邪去正未复，继以扶正益气健脾，温中止痛。调方如下：黄芪30g，党参20g，白术30g，枳壳15g，茯苓30g，当归15g，香附20g，高良姜10g，半夏15g，陈皮15g，桔梗20g，升麻3g，炙甘草10g。4剂。胃康胶囊6瓶，1次4丸，每日3次，餐后1~2小时服。

五诊（8月4日）：胃痛愈，咳止，痰少，咽舒，脉细，舌淡红，边有齿痕。同上方去良附，续服7剂，成药照服，以固本防复。

按语：本案初诊忽视外感误治，脾气大伤，正不胜邪，反复外感的基本病机，偏重疏表散邪而不效。重新辨证分析，改以益气健脾，燥湿化痰，温肺止咳为法，予黄芪人参汤合二陈汤加减获愈。再次提醒医者有关首诊的重要性，越是复杂、疑难症，越应把握四诊，正确辨证，探本求源，如此才能取得好疗效。临证经验，不管是成功经验还是失败教训都同等重要，正确面对才是治学的科学态度。

案四　肺胃郁热咳嗽生，消积导滞釜抽薪

刘某，男，10岁，郑州市小学生。2010年1月29日初诊。

现病史：反复咳嗽、音哑、咽喉肿痛、咽痒即咳，近又咳嗽10余天。素来饮食不节，挑食、嗜食肉，脉细数，舌质红，尖边赤，舌体胖大有齿痕，苔薄黄，舌脉瘀，重舌。

辨证分析：饮食不节，损伤脾胃，脾虚失运，积热胃肠，阴火上乘，故咽喉红肿、干痛痒即咳、唇红、舌质红、尖边赤、重舌；舌体胖大、边有齿痕为脾虚之象。

诊断：积热内蕴，阴火上炎之咳嗽（喉源性）。

治则：消积导滞，清热利咽。

处方：自拟方。山楂30g，枳实15g，炒莱菔子15g，槟榔15g，炒牵牛子15g，浙贝母10g，前胡15g，射干20g，桔梗15g，鱼腥草20g，蒲公英30g，连翘15g，牡丹皮15g，赤芍15g，大青叶30g，桑白皮30g，甘草

10g。4 剂。

方解：积热内蕴、阴火熏灼咽喉为其关键病机，故治以消积导滞为先，积消则热除。山楂味酸甘，善消积化瘀，《本草纲目》云"……化饮食，消肉积"，现代药理研究亦表明，山楂具有增加胃消化酶分泌、提高胃蛋白活性、促进脂肪分解等作用；枳实味苦辛酸，性温，可破气除痞，化痰消积；本方取二者消积化滞之力，为君药。莱菔子味辛甘性平，消食化积；槟榔辛散苦泄，消积导滞；牵牛子味苦性寒，微毒（炒则毒减），消积化滞；取此三味药助君消积导滞，为臣药。肺失清肃而咳嗽不止，浙贝母味苦性寒，入心、肺经；桑白皮味甘性寒，入肺经，清泄肺热而止咳；鱼腥草，味辛苦性微寒，入肺经，苦能降泄，辛以散结，寒以清热，现代研究亦表明，鱼腥草可提高机体免疫力，并有抗炎、抗病毒的作用；大青叶味苦性寒，善解心胃之热，凉血解毒而利咽；蒲公英、连翘味甘，性寒，清热解毒；取此六味药清热消肿，解毒利咽，为佐药。甘草调和诸药，为使药。全方共奏消积导滞、清热利咽之功。

二诊（2 月 2 日）：服药后大便色黑、质黏、量多，咽不痛不痒，咳嗽减轻，脉细，舌质淡红，苔薄白。此为釜底抽薪，积去热除，继服 4 剂加以巩固。

按语：《素问·咳论》曰："五脏六腑皆令人咳，非独肺也。"大凡外感风热燥邪、内伤饮食积热，皆可化火积郁于肺胃。盖咽喉为肺之关、胃之门，其阴火上乘，则咽喉干痛而痒，受刺激必咳嗽。本案为饮食不节伤脾胃，纳运失常，积滞化热，阴火上乘，咽损而咳，故治宜消积导滞，釜底抽薪，积去热除；再佐以甘寒之药，清其余热，故病能速愈也。预防之法，首当饮食有节，少食辛辣厚味。大便通畅，胃肠勿积，何患之有！

案五　肺胃郁热咽咳生，消积导滞利咽宁

杨某，女，5 岁。2010 年 11 月 5 日就诊。

现病史：（患儿母亲代诉）素体虚弱，反复感冒、咳嗽、咽喉肿痛，辄以输液抗炎，屡治屡犯。素来饮食不节，嗜食肉，俯卧，烦热，流涎，磨牙、口臭、便秘，近又感冒、流清涕、咳嗽、痰多、咽喉痛痒，经抗炎及雾化治疗，效果不佳，脉细数，舌质红，苔白腻，重舌。

辨证分析：内有积热，外感风热，肺胃郁热，化火上炎，肺失清肃，故见咽喉肿痛、干痒即咳；积热胃肠，故见舌质红、口臭、重舌、卧不安席、烦热磨牙、夜不覆被。

诊断：肺胃郁热，熏灼咽喉之咳嗽（喉源性）。

治法：消积导滞，清热利咽。

方药：咽咳糖浆。前胡 30g，杏仁 15g，射干 20g，升麻 3g，桑白皮 30g，鱼腥草 30g，桔梗 15g，浙贝母 10g，蒲公英 30g，牡丹皮 15g，赤芍 15g，山楂 40g，炒莱菔子 15g，甘草 15g。3 剂。

用法：加凉水快速清洗后，浸泡 1 小时，煎煮 30 分钟，滤过另置；加开水煎煮 40 分钟，滤过，两汁合并，浓缩至 500mL，加冰糖、蜂蜜适量至 600mL，稍煮即成，每次 50mL，每日 2 次，温服。

方解：《医学三字经·咳嗽》曰："气上呛，咳嗽生。"本案为内有积热，外感风热，阴火上乘致咽喉肿痛、干痒而咳，治宜消积导滞，清热利咽而止咳。前胡辛散苦降，性寒清热，疏散风热，宣发肺气，化痰止咳；杏仁味苦降泄，宣肺止咳；取二者辛散苦降、化痰止咳之功，为君药。气有余便是火，降气即降火，炒莱菔子宽中下气，祛痰消食；山楂善消肉积；取二者消积下气、止咳降火之功，为臣药。射干、升麻清热利咽解毒，化痰止咳；桑白皮甘寒入肺，清泻肺火，《本草纲目》云："肺火有余者宜之。"鱼腥草辛寒入肺，以清热解毒见长，可治肺热咳嗽，现代药理研究表明，其对金黄色葡萄球菌、肺炎双球菌、甲型链球菌、流感杆菌等多种革兰阳性杆菌均有不同程度的抑制作用；蒲公英味苦性寒，清热解毒，现代研究发现，其对金黄色葡萄球菌、溶血性链球菌有较强的抑制作用，对肺炎双球菌、白喉杆菌、绿脓杆菌等也有一定的抑制作用；浙贝母清热散结，化痰止咳；赤芍、牡丹皮泄血分郁热，化瘀利咽；取此八味药清肺利咽，止咳祛痰，为佐药。甘桔汤为利咽止咳名方，引药直达病所，为使药。全方共奏消积导滞、清热利咽、宣肺止咳之功。

二诊（11 月 26 日）：服药 2 天咳嗽即减轻，6 天痊愈。现面色黄，腹痛，纳差，口臭，俯卧，有黄痰，脉细数，舌质红，无苔。此为新感咳嗽虽愈，积滞未除，治宜消积导滞，清热养阴，祛邪扶正，以防复发。处方：焦山楂、焦麦芽、焦神曲各 15g，枳壳 15g，白术 20g，炒莱菔子 15g，牵牛子 10g，槟榔 15g，前胡 15g，蒲公英 10g，连翘 10g，甘草 10g。3 剂，水煎服，两日 1 剂。疳积消颗粒 100g，每次 3g，每日 2~3 次，开水送服。

按语：《素问·咳论》曰："五脏六腑皆令人咳，非独肺也。"《医学心悟》云："肺体属金，譬若钟然；钟非叩不鸣，风寒暑湿燥火六淫之邪，自外击之则鸣；劳欲情志，饮食炙煿之火，自内攻之则亦鸣。"本案为内有积热，外感风热，阴火上乘所致的咽喉肿痛、咳嗽，故内以消积导滞，积去热除，犹釜底抽薪矣；外以宣肺清热，利咽止咳，内外双解，表里分消而新感之疾速愈。然而痼疾疳积未尽，继以疳积消颗粒，消积导滞，治其本而防复也。

11. 抑郁症

案一　心脾两伤抑郁症，益脾养血消积热

徐某，女，54岁，郑州市人。2010年3月16日来诊。

现病史：胸闷、气短4年。伴心悸，失眠，心烦易怒，情绪低沉，困乏，时汗阵出等，能食易饥，口臭，大便不爽，每日2次，痔疮，体胖，双手指关节肿痛，脉沉细弱，舌质淡，苔白腻。

辨证分析：饮食不节，思虑过度，心脾两伤，故见胸闷、气短、心烦、失眠、脉细弱、情绪低沉；气虚则血瘀，故见舌脉瘀阻；土不生金，卫气不固，故时汗出；积热化火，故见消谷善饥、口臭、痔疮、重舌；脾虚湿阻，故见困乏、舌淡、苔白腻。

诊断：脾虚积热，气虚血瘀之抑郁症。

治法：益气健脾，消积安神。

方药：自拟方。黄芪30g，当归15g，白术30g，茯苓20g，防风10g，鸡血藤30g，三棱6g，莪术6g，川芎15g，太子参30g，连翘20g，蒲公英30g，槟榔15g，甘草6g。10剂，水煎服。

外痔洗方：大黄30g，芒硝30g，黄柏15g，黄连10g，苦参30g，蒲公英30g，马齿苋30g，6剂，水煎坐浴，每日2次。

方解：五脏不和调于胃，胃和则五脏安，治宜从调治脾胃着手。太子参、白术、黄芪甘温，归脾经，三者相须为用，可健脾益气，补气生血，为君药。当归味甘辛性温，长于补血和血，配伍黄芪为补血汤，补气生血；茯苓甘淡渗湿，合参、术、草为四君子汤，功效健脾益气；防风味辛甘，性微温，黄芪益卫固表，扶正祛邪，固表而不留邪，祛邪而不伤正；白术和中健脾，共为玉屏风散，助君药健脾补血，固表止汗，为臣药。治风先治血，血行风自灭。川芎、鸡血藤味辛苦，性温，可活血补血，舒筋通络止痛；积不去则热不除，三棱、莪术、槟榔破气活瘀消积；余热未除，连翘、蒲公英味甘性寒，清热益阴而不伤正，取此七味药养血活血，通络止痛，清热消积，为佐药。全方共奏养血安神、通络止痛、消积清热之功。

二诊（3月26日）：饥饿感、食量、口臭、烦热汗出、关节痛均减轻，睡眠好，仍身困乏力，脉沉细，舌质淡红，苔厚腻，重舌，舌脉瘀。效不更方，同上方续服20剂。

三诊（4月24日）：饮食正常，身体有劲，手关节肿痛消失，睡眠安，精神好，脉细，舌质淡红，舌体胖大有齿痕、舌脉瘀均减轻，外痔缩小，无不适。

按语：抑郁症多由思虑过度、心脾两伤及气血郁滞所致。心伤神不守舍，脾伤健运失司，百病丛生，故首先益气健脾助其运化，气足则血旺而神安；继以消积导滞，邪祛热消而烦止。

案二　肺脾气虚抑郁症，补中益气调心神

王某，男，27岁，郑州人，经商。2009年6月9日来诊。

现病史：胸闷、腹胀5个月。患者喋喋不休叙述病情，曾到精神病医院就诊，排除精神病，被诊断为神经官能症，久治不愈，更加烦恼。自觉胸闷气短，失眠多梦，大便溏，每日1次，排便不爽，脉沉细无力，舌暗红，舌体胖大有齿痕，苔腻，舌脉瘀。

辨证分析：肺主气司呼吸，肾主纳气，主藏精，故肺为生气之主，脾胃为元气之源，肾为生气之根。气虚，在先天主要责之肾，在后天主要责之脾肺。久病肺气虚，肃降失司，肾气不足，摄纳无权，以致气短不足以息；宗气不足，大肠传导无力，故努责费力；气虚血不养神，故多梦、情绪不稳、脉细无力；气虚血瘀则舌暗、舌脉瘀。

诊断：肺脾气虚，心脾不足之抑郁症。

治法：补中益气，健脾补肾。

方药：举元煎加减。黄芪30g，白术30g，太子参20g，升麻4g，五味子10g，麦冬15g，桂枝15g，山茱萸20g，炙甘草10g。7剂，水煎服。

方解：肺主一身之气，气虚下陷，当补气升阳，培土生金。黄芪、白术大补肺脾之气，为君药。太子参、升麻补中升阳，为臣药。取生脉饮益气养阴敛神，桂枝、山茱萸温肾纳气，共为佐药。炙甘草补中益气，调和诸药，为使药。全方共奏补中益气、健脾补肾之功。

二诊（6月15日）：气短大减，胸闷减轻，多梦，心绪不宁，脉细，舌质红，苔腻。药证相符，症状减轻，故治宜健脾益气，宁心安神，调方：白术30g，茯苓30g，瓜蒌20g，枳壳15g，槟榔15g，石菖蒲30g，远志15g，莱菔子20g，焦山楂、焦麦芽、焦神曲各15g，连翘20g，蒲公英

30g。7 剂。

三诊（6 月 23 日）：胸闷、气短、气不足一息均大减，自觉身体有劲，饮食好，情绪时有不稳，脉细稍有力，舌质淡红，苔腻，同上方加合欢花15g。7 剂。

四诊（6 月 30 日）：胸闷、心烦大为减轻，仍时气短，左脉细弦，右脉细，舌红，苔腻。拟补益心脾、宁心安神，以丹栀逍遥散及甘麦大枣汤加减。调方：柴胡 15g，白芍 20g，枳壳 15g，蒲公英 30g，连翘 20g，白术30g，茯神 30g，石菖蒲 30g，远志 15g，小麦 30g，大枣 7 个，栀子 15g，生牡蛎 30g，合欢花 15g，百合 30g，当归 15g，甘草 10g。10 剂。

五诊（9 月 1 日）：能自主控制情绪，无其他不适，已上班，生活、工作正常。

按语：患者自觉气短，吸气费力，吸入之气不能下达即吐出，西医谓之神经官能症。四诊合参，气虚为关键病机，其肺脾肾气皆虚，摄纳无权。"五脏不和调于胃，胃和则五脏安"。故治以益气健脾，补中益气，肺脾肾兼顾，佐以石菖蒲、远志、百合、甘麦大枣汤调神志，宁心神。元气充，气血旺，肾气纳，心血养，心有所主，神有所依，故心宁神安，自主调控，情绪安定，收效良好。

12. 瘀血腹痛

案一　瘀血腹痛疑难症，辨证论治总能医

龚某，男，76 岁，离休干部，汉族，住红旗路 60 号院。2005 年 8 月26 日来诊。

现病史：右胁下腹痛 1 年。1 年前感到右胁下腹部刺痛不移，入夜尤甚，得矢气则痛减，素有胃痛、便溏等症状，每食生冷则加重，畏寒肢冷，口干、口苦，饮食尚可，多食则脘腹胀满加重，脉象弦数，舌质暗红，舌尖赤，舌体胖大有齿痕，苔薄黄、乏津，舌脉迂曲瘀阻。曾多方检查，未能确诊，胃镜示：①糜烂性胃底炎；②胃窦炎。

辨证分析：痛则不通，气血壅滞。右胁下腹部刺痛不移、入夜尤甚、脉弦数、舌质暗红、舌脉迂曲瘀阻，皆为瘀血腹痛之象；郁而化热，故见口干、乏津、口苦、舌尖赤、苔薄黄。

诊断：肝郁脾虚，气滞血瘀之瘀血腹痛。

治法：疏肝健脾，理气化瘀。

方药：膈下逐瘀汤化裁。柴胡 15g，枳壳 15g，青皮 10g，香附 20g，

当归 15g，白芍 20g，赤芍 30g，三棱 10g，莪术 10g，太子参 15g，白术 30g，茯苓 30g，黄芪 30g，炙甘草 10g。

用法：7 剂，水煎服，每日 1 剂。每剂清洗后，再加水浸泡 1 小时，煎煮 30 分钟滤过，再加热水煎 40 分钟滤过，两汁合并，分 2~3 次，早中晚温服。

胃康胶囊 6 瓶，每次 4 粒，每日 3 次，饭后 1~2 小时服。

方解：肝喜条达，柴胡、枳壳疏肝理气，为君药。香附、青皮调气开郁而助君条达肝气，为臣药。气滞则血瘀，当归、白芍、赤芍、三棱、莪术养血活血，破气消瘀；脾胃虚弱，进而导致气虚血瘀，故取太子参、白术、茯苓、黄芪、炙甘草补气健脾，以帅血行，取此两组药补气健脾，活血化瘀，为佐药。全方共奏疏肝健脾、理气活血、化瘀和胃、清热之功；再以胃康胶囊补气健脾，理气消瘀，既治痼疾，又疗新病。

二诊（9 月 5 日）：腹部疼痛减轻，发作次数减少，口干止，但仍便溏，每日 1 次，微有下坠感，脉象弦数，左细右大，舌质暗红，舌体胖大有齿痕，舌脉瘀阻。效不更方，再服 7 剂。

三诊（9 月 13 日）：胁下腹痛消失，夜间偶有不适，口苦消失，便溏，每日 1 次，无下坠感，脉稍数，舌质暗红，舌体胖大，舌脉瘀阻。药对病机，证有好转，继以原方 7 剂。

四诊（9 月 19 日）：腹痛消失，口不干、不苦，大便成形，每日 1 次，胃部较舒，饮食增加，脉细，舌淡红稍暗，体胖，舌脉瘀阻。因脾胃功能有所恢复，气血逐渐调和，继以上方 10 剂，胃康胶囊 6 瓶巩固之。

10 月 9 日，患者陪老伴来诊时，告曰：病已痊愈，一切正常。

按语：患者腹痛 1 年，因现代医学的多种检查无所发现，以致不能确诊，无法治疗，极为苦恼。中医根据"痛不通，气血壅"的原理，四诊合参，以脏腑、气血、津液辨证，不难确诊为肝郁、脾虚、气滞、血瘀之瘀血腹痛证，这证明中医的四诊合参和辨证论治是科学的治疗方法。

案二　气滞血瘀腹痛证，血府逐瘀建奇功

李某，女，82 岁，汉族，郑州市百货公司离休干部。2005 年 5 月 8 日初诊。

现病史：腹部及脐周疼痛 1 个月，夜间更甚。有高血压、冠心病病史 30 余年。1 个月前腹痛，经住院诊断为绞窄性腹痛，治疗无效，睡眠差，脉沉细弦，舌质暗红，舌体胖大有齿痕，苔薄黄，舌脉迂曲瘀阻。检查回

示：腹主动脉硬化斑块形成，肠系膜血管绞窄。

辨证分析：腹痛固定不移、入夜尤甚，舌脉迂曲瘀阻、舌质暗红、脉沉细弦，皆为瘀血腹痛之象；脉沉细、舌体胖大有齿痕，皆为脾气虚之象。

诊断：脾虚气滞，瘀血内阻之血瘀腹痛。

治法：益气健脾，活血化瘀。

方药：血府逐瘀汤化裁。黄芪 30g，白术 20g，当归 10g，川芎 15g，赤芍、白芍各 30g，桃仁 15g，三棱 10g，莪术 10g，牡丹皮 20g，香附 20g，山楂 30g，鸡内金 15g，甘草 10g。7 剂。

方解：年高体弱，气虚血瘀，不通则痛。气为血帅，气行则瘀散。黄芪、白术补气健脾，帅血而行，为君药。血为气之母，当归、赤芍、白芍、川芎、桃仁补血活血，协气循行，为臣药。气血久瘀，非破气化瘀之重剂不可开，三棱、莪术、牡丹皮、香附、山楂、内金行气破血，化瘀止痛，削坚消积，诸药合用，主治瘀血腹痛及癥瘕积聚，为佐药。芍药甘草汤既能缓急止痛，又可调和诸药而解毒，为使药。全方共奏益气活血、理气化瘀之功。

二诊（5 月 15 日）：服药 3 剂后，腹痛减轻，7 剂后，夜间痛亦缓，偶尔刺痛，尚能睡眠，大便通畅，脉沉细，舌质暗红，舌体胖大有齿痕，苔薄白，舌脉迂曲瘀阻。药证相符，效果明显，同上方加党参 30g，茯苓 30g，大补元气，淡渗健脾，以防克伐太过。10 剂。

三诊（5 月 28 日）：服药 5 剂后，痛已痊愈，坚持服完，以资巩固。

按语：患者素有高血压、冠心病等气血失和之病史，又因年高体弱，气虚血瘀，有征可见。活血化瘀为正治之法，但活血化瘀之药，多有攻伐损正之弊，不可忽视。故在参、芪、术、苓健脾而大补元气的前提下，才有重剂行气破血，化瘀止痛，削坚消积，以疗瘀血腹痛，诚此，扶正以祛邪，对高龄重证安全而有效。正如张洁古所论："盖化积必借运气，专用克伐，脾虚气愈不运，安得去疾？须辅以健脾补气之药。东垣五积方皆有人参，意可知矣。若一味克伐，真气泄伤，故疾不去，新疾接至矣。"

案三　血瘀腹痛入夜甚，凉血化瘀兼消积

刘某，女，50 岁，黄委会职工。2012 年 11 月 20 日就诊。

现病史：左下腹痛 2 年，夜间痛甚，久治不愈。有高脂血症病史，素来饮食不节，暴饮暴食，口臭吞酸，便秘色黑，排便不爽，脉弦细数，舌质暗红，苔白腻，舌体胖大有齿痕，舌脉瘀。

辨证分析：久病致高脂血症，气滞血瘀，故见腹痛夜甚、脉细弦、舌脉瘀、舌质暗红；胃肠积热，故见口臭、便秘、大便黑黏、排便不爽；脾虚失运，故见舌苔白腻、舌体胖大、边有齿痕。

诊断：肝郁脾虚，积热血瘀之血瘀腹痛。

治法：疏肝健脾，消积化瘀。

方药：少腹逐瘀汤化裁。柴胡 15g，香附 20g，三棱 10g，莪术 10g，枳壳 15g，生白术 30g，木香 10g，槟榔 15g，山楂 30g，败酱草 30g，吴萸连 15g，蒲公英 30g，甘草 10g。6 剂，水煎服。

方解：久积腹痛，瘀血为患，治当理气活血。柴胡、香附疏肝理气，为君药。三棱、莪术破气活血，为臣药。枳壳、生白术健脾补气，宽肠以促健运，借脾运以化瘀；槟榔、木香、山楂、败酱草消积导滞化瘀；吴萸连疏肝之郁，清胃之热，抑制吞酸；蒲公英善清胃肠之热，热清而胃气生；取此八味药健脾助运，活血化瘀，制酸清热，为佐药。甘草调和诸药，为使药。全方共奏疏肝健脾、消积化瘀之功。

二诊（11 月 27 日）：服 3 剂，大便色黑质黏，每日 3 次，腹痛稍轻。再服 3 剂，大便每日 1 次，仍黑，便前无腹痛，夜间痛减，饥饿感大减，食量减少，吞酸止，脉沉细，舌质红，舌脉瘀。因积热已去大半，继以上方去吴萸连，6 剂。

三诊（12 月 4 日）：因吃肉过多而口臭，泻黑便，每日 3 次，左下腹又痛，脉细，舌红。此为食复也，继上方以消积导滞。5 剂。

四诊（12 月 10 日）泻止痛消，口臭消失，脉沉细，舌质淡红，舌脉瘀。证属积热已去，诸症缓解，脾虚未复，瘀血犹存，以健脾补气，活血化瘀，固本防复。调方：黄芪 30g，当归 15g，党参 20g，白术 30g，茯苓 20g，三棱 10g，莪术 10g，枳壳 15g，鸡血藤 30g，山楂 20g，败酱草 30g，炙甘草 10g。7 剂。

按语：痛久必瘀，暴食积热，热瘀叠加，血络更伤，血瘀腹痛成矣。本案患者饮食不节，腹痛已久，正属此证。取少腹逐瘀汤之义加减组方，既清胃肠积热，又破气消积化瘀，邪去正复，终以补气健脾，活血化瘀，固本以防复矣。

13. 狐惑病

案 狐惑为病阴阳毒，凉血解毒内外治

肖某，男，56 岁，新密市人，干部。2009 年 10 月 30 日初诊。

现病史：口腔、口唇、龟头、肛门溃烂，流水 6 个月。素体脾胃虚弱，饮食不节，嗜食肥甘，春节期间连续喝酒，自觉口中冒热气，口腔、口唇等处溃烂疼痛，舌苔黄厚，龟头及肛周溃烂流黏液，经多方治疗，时轻时重。伴身困乏力，自汗盗汗，易感冒，纳差食少，胃脘不适，失眠，健忘，便黏不爽，3 天 1 次，舌质暗，花剥苔，舌体胖大有齿痕，舌脉瘀。

辨证分析：本病为湿热瘀毒所致。湿热蕴毒，烦扰心神，故见失眠、健忘；湿碍脾运，化源不足，土不生金，卫外不固，故见虚汗淋漓、易受外感；蕴毒蚀于口腔、二阴、咽喉，故见溃烂、流水；积热肠腑则便秘；湿热黏滞，剔除最难，故病情反复、缠绵难愈；久病热毒入血，故见舌质暗、舌脉瘀；舌体胖大有齿痕为脾虚之象。

诊断：脾虚失运，湿热蕴毒之狐惑病。

治法：健脾利湿，凉血解毒。

方药：（自拟方）生黄芪 30g，白术 30g，茯苓 30g，白芍 15g，赤芍 20g，牡丹皮 20g，蒲公英 30g，马齿苋 30g，大青叶 30g，百合 30g，生何首乌 30g，甘草 10g。7 剂，水煎服，每日 1 剂。

方解：诸湿肿满皆属于脾。脾虚失运，湿热蕴结，治以健脾祛湿为先。黄芪甘温，补气固表，托毒生肌。《神农本草经》云："……主治痈疽，久败疮，排脓止痛。"《本草汇言》云："……补肺健脾，实卫敛汗，祛风运毒之药也。"本方取其补气托毒、固表止汗之功，为君药。白术甘苦，性温，归脾、胃经，健脾燥湿；茯苓味甘淡，甘能补，淡能渗，淡渗利湿，共助君药健脾之力，为臣药。积热火毒内郁外发，当清热解毒，凉血散瘀，《本草求真》云："赤芍与白芍药主治略同，但白则有敛阴益营之力，赤则有散邪行血之意；白则能于土中泻木，赤则能于血中活滞。"牡丹皮苦甘微寒，归心、肝、肾经，可清热凉血，活血祛瘀；连翘、蒲公英、大青叶甘苦寒，善解心胃实火，凉血解毒，利咽消肿；百合甘微寒，归肺、心、胃经，养阴益肺，清心安神，善治心肺阴虚；胃肠属腑，泻而不藏，生何首乌苦甘，归肝、肾经，能解毒通便；取此八味药清热泻火，凉血散瘀，通便解毒，为佐药。全方共奏健脾利湿、凉血解毒之功。

紫归油膏 1 盒，外涂患处，每日 3~4 次。

二诊（2009 年 11 月 8 日）：服药后胃肠舒服，食欲好转，龟头溃烂减轻，黏液分泌大减，盗汗、自汗减轻，精神好转，大便通畅，每日 1 次，仍失眠、健忘，脉细无力，舌质淡，舌体胖大，舌脉瘀。药证相符，症有好转，同上方加辽沙参 30g，玄参 20g，加强增养阴清热、利咽消肿之力。7 剂。

三诊（11 月 15 日）：龟头稍痒，舌痛、口唇麻木、龈痛均减轻，肛周溃疡已愈。大便溏，每日 1 次，脉细，舌质淡，舌体胖大有齿痕，舌脉瘀。同上方改黄芪 40g，加土茯苓 20g，加强增托毒生肌、清热解毒之力。14 剂。

四诊（11 月 27 日）：龟头溃疡缩小，疮面干净、红润，时痒，大便溏，色黑质黏，排便不爽，未再感冒，易饥，脉细，舌质淡红，苔薄白花剥，舌脉瘀。此为正气渐复，邪气未尽，继以益气健脾，消积导滞，清热解毒之法，扶正祛邪。调方：黄芪 30g，党参 20g，白术 30g，茯苓 30g，薏苡仁 30g，焦山楂、焦麦芽、焦神曲各 15g，连翘 20g，白头翁 30g，槟榔 15g，马齿苋 30g，蒲公英 30g，败酱草 30g，土茯苓 20g，枳壳 15g，栀子 15g，甘草 10g。14 剂，水煎服。

五诊（2009 年 12 月 11 日）：龟头、肛门溃疡愈合。食多则胃脘饱胀、嗳气、肠鸣、便溏，每日 2 次，脉细，舌质淡红，苔白腻，舌体胖大有齿痕。此乃病已愈，脾气不足，以香砂六君丸补气健脾，固本防复。

按语：《金匮要略·百合狐惑阴阳毒病脉证治第三》曰："狐惑之为病，状如伤寒，默默欲眠，目不得闭，卧起不安，蚀于喉为惑，蚀于阴为狐，不欲饮食，恶闻食臭，其面目乍赤、乍黑、乍白。蚀于上部则声喝，甘草泻心汤主之。"或问为何不用甘草泻心汤治之？因患者多方求治，久用黄芩、黄连等苦寒败胃、苦燥伤阴之品，以致胃痛、纳差、便秘，为正不抗邪，免疫力低下，湿热蕴毒肆虐。欲祛邪先扶正，故以白术、黄芪、茯苓补气健脾，复其健运之职，并以牡丹皮、蒲公英、大青叶、生何首乌凉血解毒，通腑泄热祛其邪，二者相辅相成，相互为用，辨证使然。外科外治，透皮吸收，直达病所，径捷尤效，紫归油膏之用，取其凉血解毒、清热益阴、生肌敛疮之功，内外合攻，以收全功。

14. 癌症术后

案一　癌症术后元气伤，健脾和胃促复康

王某，男，71 岁，住东里路 78 号梦园小区。2005 年 7 月 16 日初诊。

现病史：食欲不振 1 个月。2005 年 5 月肺下叶肿瘤切除，术后化疗引起食欲不振，食量减少，出院半月余，现在仍无食欲，口干，口苦，失

眠，便溏，每日 2 次，脉弦细数，舌质紫暗，瘀斑，舌体胖大，苔薄白滑腻，舌脉瘀阻。

辨证分析：癌症本属癥瘕积聚有形之积，气滞血瘀，术后化疗，元气更伤，脉弦细、舌质紫暗有瘀斑、舌脉瘀阻，皆为肝郁脾虚、气滞血瘀之象；无食欲、舌体胖大、苔薄白滑腻、口干、口苦、便溏皆为脾虚失运之象。

诊断：肝郁脾虚，气虚血瘀（肺癌术后）。

治法：疏肝健脾，活血化瘀。

方药：柴胡疏肝散化裁。柴胡 12g，枳壳 15g，白术 30g，茯苓 30g，紫苏梗 20g，藿香梗 20g，败酱草 30g，三棱 10g，莪术 10g，竹茹 15g，蒲公英 30g，陈皮 10g，焦山楂、焦麦芽、焦神曲 20g，夜交藤 30g，合欢花 15g，鸡内金 15g，太子参 20g，辽沙参 20g，甘草 6g。6 剂，水煎服。

方解：木郁达之，柴胡、枳壳疏肝郁，理脾气，宽中和胃，为君药。脾虚当健，白术、茯苓、太子参健脾补气，为臣药。郁热耗阴，竹茹、蒲公英、败酱草、辽沙参、玉竹清热养阴，生津益胃；胃肠气滞，紫苏梗、藿香梗理胃肠之气滞；气滞则血瘀，三棱、莪术破气滞而化血瘀；厌食缘于脾胃不和，陈皮、焦山楂、焦麦芽、焦神曲和胃气而助消化，旨在开胃进食；心肾不交则不寐，夜交藤、合欢花安神解郁，养血安眠，取此五组药生津益胃，理气活瘀，安神解郁，治其兼症，为佐药。甘草调和诸药，为使药。全方共奏疏肝理气、健脾和胃、活血化瘀、安神催眠之功。

二诊（7 月 25 日）：食欲好转，食量增加，胃觉舒服，口干、口苦减轻，大便成形，每日 1 次，起床时身困乏力，活动后减轻，睡眠差，脉细，舌暗红，舌体胖大有齿痕，舌脉瘀阻。方证相符，症有好转，同上方去藿香梗、紫苏梗，续服 6 剂。

三诊（8 月 10 日）：饮食正常，睡眠好，困乏轻，脉细，舌暗红，苔薄白，舌体胖大有齿痕，舌脉瘀阻，证属脾虚血瘀，治以补气健脾、活血化瘀。胃康胶囊 6 瓶，每次 4 丸，每日 3 次，温开水送服。

按语：脾胃乃后天之本，气血之源，有胃气则生。患者年高体弱，癌症术后化疗，元气大伤，脾胃不和，胃肠反应明显，必须及时调理，开胃进食，保障营养，促进康复。故治以疏肝健脾，和胃宽中，开胃进食，固后天之本，促进康复；癌症本为正虚邪实、气血瘀滞之患，故终以胃康胶囊补气健脾，活血化瘀，扶正祛邪，固本防复。

案二　胰腺瘤术后化疗，气血亏补气生血

张某，女，41岁，济源市人。2010年7月23日来诊。

现病史：胰腺瘤术后化疗2个月，出现神疲乏力，两腿无力尤甚，胃痛饱胀，纳呆食少，面黄瘦弱，头晕失眠，脉沉细无力，舌淡红，苔薄白，舌体胖大有齿痕，舌脉瘀阻。2010年4月24日胃镜示：糜烂性胃炎。

辨证分析：癌症本为正虚邪实，术后化疗气血更伤，故见一派虚弱证候；舌淡、舌体胖大有齿痕、舌脉瘀阻，皆为气虚血瘀之象。

诊断：脾虚失运，气虚血瘀。

治法：益气健脾，养血化瘀。

方药：八珍汤加减。黄芪30g，当归15g，白术30g，茯苓30g，太子参20g，白芍15g，赤芍20g，山楂20g，三棱10g，莪术10g，甘草10g。12剂，水煎服。

胃康胶囊6瓶，1次4丸，每日3次，饭后1个半小时，温开水送服。

方解：术后化疗，气血大伤，补血汤补气生血，为君药。白术、茯苓渗湿健脾，为臣药。太子参、白芍益气养阴补血；赤芍、山楂、三棱、莪术行气活血，化瘀消积；取此六味药补气活血，理气消瘀，为佐药。甘草调和诸药，为使药。全方共奏补气健脾、养血化瘀之功。配伍验方制剂胃康胶囊以补气健脾、养血化瘀。

二诊（8月6日）：胃痛轻，精神好转，昨天吃卤面后胃痛，饱胀，干呕，恶心，阴道口疖肿大、疼痛，行走不便，脉舌同前。同上方加蒲公英30g，龙葵30g，牡丹皮20g，鸡血藤30g，加强增凉血化瘀、解毒消肿之力，12剂。

三诊（9月17日）：阴道口疖肿完全消失，精神好，困乏大减，两腿不沉重，睡眠好，胃痛消失，饮食尚可，但食量少，吃月饼后不适。此为正气渐复，同上方去龙葵、蒲公英。12剂。

四诊（10月12日）：精神好，有力气，面色红润，饮食二便正常，体重增加4kg，停药后仅小腿不适，脉缓有力，舌淡苔白，齿痕轻，舌脉不瘀。此为正气来复，以黄芪汤加味补气健脾，和血舒筋，固本防复。调方：生黄芪20g，炙黄芪20g，白术30g，茯苓20g，山药30g，党参20g，当归15g，鸡血藤30g，怀牛膝15g，川木瓜15g，山楂15g，炙甘草10g。14剂。

五诊（11月5日）：无不适。同上方加白芍20g，生地黄、熟地黄各15g，以资巩固。

按语：癌症本为癥瘕积聚、正虚邪实、有形之疾，手术切除是必要的。然正气有伤，复加化疗，雪上加霜。手术化疗的"治病救人"，初衷虽好，却犯虚虚实实之嫌，有别于中医"救人治病"以人为本的理念。面对病情，辨证施治，以扶正祛邪之法调和气血，改善循环，增强体质。本案辨证施治始终遵循这一理念，正所谓"正气存内，邪不可干"，固本以防复发、转移之患，亦是中医治未病的体现。

案三　积热瘀毒白血病，凉血解毒补脾肾

林某，男，29岁，河南省长垣县，商人。2013年9月28日来诊。

现病史：急性非淋巴细胞白血病1年，化疗6个疗程后，因副作用太大而求助中医。有糖尿病病史6年，肺右叶切除（车祸）。素来饮食不节，虚胖，腹胀，腹泻，每日10多次，食多泻亦多，口臭，身困乏力，虚汗淋漓，动则益甚，手足心热，出汗，面赤，潮热盗汗，脉细无力，舌质淡红，苔白厚腻，舌体胖大有齿痕，舌脉瘀。

辨证分析：白血病化疗，气血大伤，暴食伤脾，脾虚湿盛，故见口臭、身困乏力、虚汗淋漓、舌淡苔腻、舌体胖大有齿痕；气虚血瘀，故见虚汗淋漓、脉细、舌脉瘀；阴虚故见盗汗、五心烦热。

诊断：肺脾气虚，血热毒瘀之血癌。

治法：补气健脾，凉血解毒。

方药：补血汤加味。生黄芪60g，白术30g，当归15g，熟地黄15g，茯苓20g，牡丹皮20g，地骨皮15g，大青叶30g，紫草15g，鸡血藤30g，甘草10g。10剂，水煎服。

方解：白血病化疗气血伤，暴食内伤脾气虚，治当补气生血。故取甘温之黄芪、白术，补气健脾以充化源，固卫止汗，为君药。精不足者，补之以味，当归、熟地黄、鸡血藤滋阴补血，和血通络，助君药补气生血，为臣药。脾虚湿盛则泻，茯苓淡渗利湿，健脾止泻；牡丹皮、地骨皮、大青叶、紫草凉血解毒，共为佐药。甘草味甘，补中益气，调和诸药，为使药。全方共奏补气健脾、凉血解毒之功。

二诊（10月12日）：饥饿感减轻，食量亦减，大便成形，每日1次，虚汗大减，身体自觉有力，脉沉细，舌质淡红，舌体胖大有齿痕，舌脉瘀。药证相符，症有所减，然脾虚湿阻犹存，同上方加山楂30g，川厚朴

15g，薏苡仁30g。7剂。六和正气丸1袋，每次6g，每日2次。

三诊（10月19日）：服用两剂后，每日腹泻4次，加生姜、大枣后泄泻停止，大便成形，每日1次。虚汗减少，食量控制，饥饿感减轻，仍腹胀、嗳气，脉细舌淡，苔白腻，舌脉瘀，证属脾肾不足，治宜补气健脾益肾。调方如下：黄芪60g，白术30g，茯苓20g，山楂20g，当归15g，白芍30g，熟地黄15g，巴戟天15g，肉苁蓉20g，仙灵脾30g，马齿苋30g，大青叶20g，炙甘草10g，21剂。六和正气丸3袋。

四诊（11月30日）：化验血液正常，饮食二便正常，精神好，疲累消，继以滋膏调补。

处方：西洋参90g，麦冬90g，白术180g，茯苓90g，黄芪300g，当归120g，白芍90g，蒸何首乌90g，巴戟天90g，山茱萸90g，蒲公英90g，枸杞子90g，牡丹皮60g，赤芍90g，连翘60g，阿胶180g，鹿角胶90g，甘草60g，蜂蜜1000g。

用法：西洋参打细粉，阿胶、鹿角胶冷冻粉碎，蜜炼备用。余药快速清洗，浸泡1小时，煎煮1小时，滤过另置；再加开水煎煮1个半小时，滤净。两煎合并，沉淀，取上清液，浓缩至1：1.5（热测），加入参粉、胶粉、炼蜜，搅至溶化均匀，分装玻璃瓶，冷藏。每日2~3次，可服2个月。

五诊（2014年1月25日）：精神好，睡眠好，手足心不热，无自汗盗汗，体重增加5kg（达到90kg），脉沉缓，舌质淡红，苔薄白，舌体不大，舌脉瘀轻。

按语：白血病化疗，气血大伤，当补气生血，阴生阳长矣。加之患者平素暴饮暴食，过食肥甘厚腻，劳累过度以致脾胃大伤，一则脾失健运，积热于中，出现口臭、泄泻、善饥等症状；二则土不生金，卫表不固，出现虚汗淋漓、身困乏力等症状。故治当兼顾，既补气健脾，又凉血解毒，乃扶正祛邪之法也。邪去正复，终以气血阴阳、肺脾肾均补之法，固其生命之根本。

15. 不育症

案　无精不育脾肾虚，健脾补肾血生精

邢某，男，22岁，中牟县农民。1968年3月28日就诊。

现病史：婚后两年未生育。经医院检查：无精子，余无异常，甚为苦恼，慕名郑州求医。脉细无力，两尺尤弱，舌质淡，舌体胖大有齿痕，苔薄白。

辨证分析：脾肾不足，命门火衰，不能温煦脾土，蒸腾元气，化血生精，故见舌质淡、苔薄白、舌体胖大有齿痕、脉细无力、两尺尤弱。

诊断：脾肾不足，命门火衰。

治法：健脾补肾，大补精血。

方药：嗣育丹（万修堂秘方）化裁。黄芪30g，白术30g，当归30g，白芍30g，山药30g，茯苓30g，生地黄、熟地黄各30g，枸杞子30g，山茱萸30g，菟丝子60g，海狗肾2条，羊肾2对，胎盘粉60g，紫河车30g，鹿角霜15g。两剂，共为细粉，炼蜜为丸，每丸10g，每次1丸，每日3次。

方解：无精症多由先天不足，后天失养，脾肾俱虚所致。五脏六腑四肢百骸，皆禀气于胃。胃主受纳，脾主运化，脾健胃和，纳运正常则化源足而气血旺，后天之本固而先天之根生；肾为先天之根，生命之本，主藏精。脾肾俱虚，根本不固，性命何生？故治以补气健脾，充气血之源而固后天之本，增强体质；滋肾壮阳，促元阳元阴化生而益生命之根。黄芪、白术补气健脾开化源，固后天以养先天，为君药。山药、茯苓、当归、白芍助君药补气健脾，补血生精，为臣药。胎盘粉、紫河车、生地黄、熟地黄、枸杞子、山茱萸、菟丝子、海狗肾、羊肾、鹿角霜滋肾阴，壮肾阳，阳生阴长，气足而精血生，为佐药。全方共奏补气健脾、滋肾壮阳、养血生精之功。

二诊（1968年6月13日）：服上药2个月，今日化验精液，外观呈灰白色黏液，量约5mL，精子计数约1亿/mL，活动率90%，畸形者10%。舌淡红，苔薄白，脉缓有力。药证相符，疗效甚佳，照上方再配1剂，以资巩固。

1970年春节，患者特来郑州报喜致谢：新添一男孩。

按语：《素问·上古天真论》云："丈夫……二八肾气盛，天癸至，精气溢泻，阴阳和，故能有子。"肾为先天之根，脾为后天之本，生命之根本，全在脾肾。脾胃为气血之化源；肾寓元阴元阳，阳生阴长，肾气充，精血旺，阴阳合，故能有子。本案患者脾肾俱亏，生命之根本何在？故补脾肾，调气血。盖气生血，血生精，阳生阴长也！故以血肉有情之品，气血双补，资阳生阴，精血自旺，固其根本，自然生殖繁衍有望。曾治愈无精症，高中学长王某，婚后3年不育，服此方3个月后，化验精子正常，老婆怀孕，数年之后连生3胎，足见脾肾双补，精血自旺，以气生血，血化生精。

16. 脱发

案　少女脱发气血瘀，滋肾养血又化瘀

马某，女，16 岁，回民中学学生。1968 年 4 月 11 日就诊。

现病史：脱毛 5 年，加重 1 年。初觉头皮发痒、起白屑，渐致头发片状脱落，近 1 年头发、眉毛全脱光，面色灰暗，无光泽，月经延期，经来腹痛，经量少，脉象弦细，舌质淡红、有瘀斑，舌苔薄白，舌脉瘀。

辨证分析："发为血之余"，血虚、血瘀、血热皆可脱发；"肾主藏精，其华在发"，精血不足，故见面色灰暗、无光泽、毛发全脱；月经延期、经来腹痛、经量少、脉弦细、舌有瘀斑、舌脉瘀，皆为血虚而瘀之象。

诊断：肾精不足，血虚而瘀之脱毛症。

治法：滋补肝肾，养血活血。

方药：桃红四物汤加减。当归 15g，川芎 10g，生地黄、熟地黄各 25g，生何首乌、蒸何首乌各 25g，红花 10g，香附 12g，生石决明 20g，夏枯草 15g，赤芍、白芍各 12g，柴胡 10g，桃仁 10g，甘草 3g。7 剂，水煎服。

洗头方：鲜桑根白皮 60g，捣泥，水煎沸候温，洗头，每日 2 次。

方解：发为血之余，血瘀则发脱，故以当归、桃仁养血活血化瘀，为君药。香附、川芎、红花理血中之气滞而助君药化瘀，为臣药。肾主藏精，其华在发，精血足则发长，故以生地黄、熟地黄、生何首乌、蒸何首乌滋补肝肾，养血生发；肝藏血，喜条达，柴胡疏肝之郁；白芍柔肝之急；生石决明潜肝之阳、息肝之风；夏枯草清肝之火，令肝之阴火风急息，肝血无扰则血宁而生发；故此八味药，为佐药。甘草调和诸药，为使药。全方共奏滋补肝肾、养血活血、生发之功。

二诊（4 月 18 日）：头皮不痒，白屑皮减少，继服上方 14 剂。

三诊（5 月 10 日）：服至 20 剂后，新生头发稀疏、细软，因上学不便服汤药，上方调整后，以小料加工制剂（炼蜜为丸，每丸 10g，1 次 1 丸，1 日 3 次）巩固疗效。

追访 6 个月，发黑，眉浓，面色红润，神清气爽，月经复常。

按语：发为血之余，血旺则发荣；肾主藏精，其华在发，精血足则毛发生。本案少年患者，先天不足，肾气未充，气血俱虚，虚中夹瘀，毛发失荣而脱落，故用桃红四物汤、六味地黄汤加首乌，养血滋肾治其本；更用柴胡、香附、桃仁、红花疏肝解郁，活血通瘀；用夏枯草、生石决明清肝泄热，如此调理则脾气旺、肾气充、元气足、气血旺，则经血自调，毛发滋养，自可复生。

17. 泌尿感染

案　泌尿感染二十年，固本祛邪化瘀康

海某，女，54岁，回族，已婚，国棉五厂干部。2006年7月14日初诊。

现病史：尿急、尿频、尿痛，反复发作20年，加重半年。屡治屡发，间隔时间越来越短，今年1月复发以来，屡用抗生素及苦寒败胃类药物，故疾未愈，胃痛又加，现仍尿急、尿频、尿黄、尿热、刺痛，自汗淋漓，身困乏力，心烦，胃痛，饱胀，嗳气，便秘，脉沉细无力，舌质暗红，裂纹满布，舌体胖大有齿痕，苔薄黄腻，舌脉瘀阻。

辨证分析：热淋缠绵，耗气伤阴，故见脉沉细无力、舌质暗红、有裂纹、舌脉瘀阻、心烦；屡用抗生素及苦寒败胃药物，更伤中阳，脾失健运，故见自汗淋漓、身困乏力、胃痛、饱胀、嗳气、便秘、舌体胖大有齿痕、苔薄黄腻；湿热下注，故见尿急、尿频、尿黄、尿热、刺痛。

诊断：脾虚失运，气虚血瘀，湿热下注之淋证（泌尿系感染）。

治法：健脾益气，清利湿热，活血化瘀。

方药：（自拟方）生白术30g，黄芪30g，茯苓20g，柴胡10g，枳实15g，薏苡仁30g，车前草30g，蒲公英30g，马齿苋30g，赤小豆30g，瞿麦30g，栀子10g，泽兰20g，牡丹皮20g，赤芍20g，刀豆20g，玄参20g，百合30g，甘草10g。7剂，水煎服。

方解：热淋多因脾虚失运，湿热下注，缠绵日久，耗气伤阴，气虚血瘀而成，治必益气健脾，固其本；清热利湿，祛其邪；活血化瘀，促循环。故以生白术、黄芪健脾益气固其本，为君药。脾喜燥恶湿，茯苓、薏苡仁淡渗利湿，助君健脾之力，为臣药。柴胡、枳实升降以和中，令脾为胃行津液者也；湿热互结，湿不去，热不除，湿去则热孤，故取车前草、赤小豆、泽兰、瞿麦利湿；蒲公英、马齿苋、栀子、牡丹皮、赤芍、玄参、百合养阴清热，凉血清毒；气有余便是火，降气即降火，刀豆温中和胃，降气止逆，取此四组药升降和中，清热解毒，养阴活血，为佐药。甘草和诸药以解毒，导热由小便出，为使药。全方共奏健脾益气、清利湿热、活血化瘀之功。

二诊（7月21日）：服上药后，小便次数减少，尿不痛，偶有小便热，自汗减轻，乏力减轻，嗳气消失，食欲好转，食量增加，大便通顺，每日1次，脉沉细，舌体胖大，舌暗红有裂纹，苔薄黄腻，舌脉瘀。上方去刀豆，继服 7 剂以资巩固。

三诊（7 月 28 日）：小便次数减少，尿不疼，劳累后偶有灼热，大便溏，每日 3~4 次，虚汗明显减少，脉沉细，舌质暗红，有裂纹，乏津，外阴痒。化验阴道分泌物：上皮细胞（+++），白细胞（+++），杆菌少。证属脾肾不足，湿热下注，治以益气健脾，补肾清热；加之苦寒燥湿，清热解毒之品外洗、坐浴。

内服处方：黄芪 20g，太子参 15g，生白术 20g，茯苓 30g，生地黄、熟地黄各 20g，山茱萸 15g，枸杞子 20g，楮实子 30g，赤小豆 30g，天葵子 20g，车前草 30g，蒲公英 30g，马齿苋 30g，杜仲 15g，牡丹皮 20g，赤芍 20g，甘草 10g。6 剂，水煎服。

外洗处方：墓头回 30g，苦参 30g，百部 50g，蒲公英 30g，黄柏 20g，马齿苋 30g，金银花 20g，花椒 10g，大黄 15g。3 剂，洗外阴，纱布或棉球蘸药水，纳入阴道。

四诊（8 月 4 日）：用洗剂后外阴痒止，小便基本正常，但劳累、汗出过多后小便有热感，饮食不当则胃脘痞满，饱胀嗳气。今日 B 超显示：双肾及双侧输尿管未见明显异常。本证属邪去正未复，继以补气健脾固其本，活血化瘀调气血。调方：柴胡 10g，枳壳 15g，白术 30g，黄芪 15g，太子参 20g，茯苓 30g，厚朴 15g，陈皮 15g，半夏 15g，山茱萸 20g，五味子 10g，麦冬 15g，刀豆 20g，甘草 10g。10 剂。胃康胶囊 6 瓶，1 次 4 丸，每日 3 次，餐后 1~2 小时服，调理巩固。

2006 年底巧遇。告曰：连服胃康胶囊 2 个月后，一切正常，胃痛未发，体重增加 5.5kg，淋证再无复发。

按语：热淋本不难治，清热利湿、益阴解毒则已。但失治、误治、调护不当，贻误病机，贻害无穷。本案热淋 20 余年，缠绵反复，以致正虚邪恋，气虚血瘀，免疫力低，病损难复，故久治不愈，终成慢性炎症，反复发作。其治必以益气健脾固其本，清利湿热祛其邪，活血化瘀促循环，三法并施，邪去正复，才能巩固。切忌久用抗菌消炎、苦寒败胃的中西药物，"治病损人"的机械片面观点不可取，应当具有整体观念，"以人为本，治病救人，辨证论治"。

18. 肾病综合征

案一 肾病综合疑难症，补脾温肾兼化瘀

梅某，女，41 岁。2013 年 6 月 4 日就诊。

现病史：下肢浮肿 3 年。3 年前患肾炎，久拖未愈，导致肾病综合征，经治疗后有效，但多次复发。现有食欲不振，口干，大便溏，每日 1 次，身困乏力，下肢浮肿，腰痛，腿沉重，易上火、感冒、咽喉肿痛，尿蛋白（+++），闭经，脉沉细，舌质淡红，舌苔薄白，舌体胖大有齿痕，重舌。

辨证分析：脾虚失运，湿由内生，故见食欲不振、大便溏、身困乏力、浮肿、腿沉重、舌质淡红、舌苔薄白、舌体胖大有齿痕；气虚卫阳不固，火不安位，故见易感冒、易上火、咽痛、重舌；肾虚故见腰痛、蛋白尿；气血不足，故见闭经年余、脉沉细。

诊断：脾肾阳虚，气化无权之肾病综合征。

治法：补气健脾，温阳利湿。

方药：补中益气汤加味。生黄芪 60g，生白术 30g，当归 15g，柴胡 12g，枳壳 15g，升麻 3g，芡实 30g，薏苡仁 30g，赤小豆 30g，仙灵脾 30g，牡丹皮 20g，连翘 20g，马齿苋 30g，蒲公英 30g。6 剂。

方解：肺脾气虚，卫阳不固，反复感冒，生黄芪大补肺脾之气而固卫。陈嘉谟曰："黄芪兼补卫气实表，若系表虚，腠理不固，自汗盗汗……治之又宜实卫护荣，须让黄芪倍用……"故重用黄芪，为君药。白术健脾补气，培土生金，能大补肺脾之气，为臣药。柴胡、枳壳、升麻、当归养血疏肝，升清阳；芡实、仙灵脾、薏苡仁、赤小豆渗湿利水，补脾肾；牡丹皮、连翘、马齿苋、蒲公英凉血清热，取诸味药补中升阳，利湿清热，为佐药。全方共奏补气健脾、温阳利湿之功。

二诊（6 月 18 日）：服药平和，无大变化，上方加菟丝子 30g，鸡血藤 30g，茺蔚子 20g，加强补肾化瘀之力。21 剂。

三诊（8 月 20 日）：尿蛋白（+），浮肿消，身困轻，腰不痛，有精神，食欲好转，胃脘舒，饮食尚可，脉沉细，舌质淡红，苔薄白，唯眼干，效不更方，继服 14 剂。

四诊（9 月 10 日）：尿蛋白（-），自觉身体有力，无浮肿，时腰痛，上火牙痛，脉舌同前。同上方加玄参 15g，枸杞子 15g，14 剂。

五诊（10 月 29 日）：有力气，饮食二便正常，昨天洗浴受凉感冒，出现低热、恶寒、咽痛、鼻塞流涕等症状。感冒对肾病极为不利，应急治其标，以宣肺解表，清热利咽之法治之。改方：霜桑叶 15g，紫苏子 15g，葛根 15g，柴胡 12g，枳壳 15g，芦根 30g，黄芩 12g，前胡 20g，射干 15g，蒲公英 30g，甘草 10g。3 剂，水煎温服，并啜热粥一碗以助胃气、资汗源。

六诊（11月7日）：感冒已愈。3个月仅感冒1次，病愈快，肾病未反复，脉沉细较有力，舌质淡红，苔薄白有齿痕。调方：黄芪60g，当归15g，白术30g，桂枝15g，炮附子15g，生地黄、熟地黄各15g，山茱萸15g，巴戟天15g，肉苁蓉20g，怀山药30g，牡丹皮20g，仙灵脾30g，芡实20g，茺蔚子20g，赤小豆30g，女贞子30g，炙甘草10g。20剂。

七诊（12月4日）：饮食二便正常，精神好，无困乏，尿常规正常，脉沉缓，舌质淡红，苔薄白，舌体稍胖。改用补中益气丸、金匮肾气丸巩固之。

按语：脾为后天之本，气血生化之源；肾为作强之官，先天之根。患者脾肾俱虚，生命之根本不固，免疫力低，这是病情反复发作之根源。故首以补中益气汤加味固其本，正气旺，化源充，火安其位，则感冒、上火少矣！肾内寄元阴元阳，虚则补之，滋肾温阳，阳生阴长则肾气旺，精血足矣。补脾肾是论治肾病综合征的基本思路，本案体虚病深，虽已取得初步疗效，但仍需继续调理，予以补中益气丸、金匮肾气丸巩固之。

案二　肾病综合加兼症，辨证论治有序疗

郭某，女，27岁，河南农业大学硕士生。2012年3月15日就诊。

现病史：下肢浮肿2年。曾患肾炎未经正规治疗，病情延误致肾病综合征，特来求中医治疗。眼胞肿，下肢浮肿，腿沉重，嗜食肥甘厚腻，进食快，食量大，口臭，胃痛，饱胀，嗳气，大便溏，色黑质黏，排便不爽，每日2~3次，小便少，身困乏力，汗多，动则益甚，痛经，脉沉缓无力，舌质淡红，苔白厚腻，舌体胖大有齿痕，舌脉瘀阻，尿蛋白（+++）。

辨证分析：饮食不节，暴饮暴食，伤脾害胃，纳运失司，积热胃肠，故见进食快、食量大、口臭、胃痛、饱胀、嗳气、大便溏、色黑质黏、排便不爽；脾虚湿聚，故见浮肿、苔白厚腻、舌体胖大有齿痕、身困乏力、汗多；气虚血瘀，故见痛经、舌脉瘀阻。

诊断：脾肾气虚，积热血瘀之肾病综合征。

治法：消积导滞，清热化湿，健脾补肾。嘱细嚼慢咽，少食、吃易消化食物，忌肥甘厚腻之品。

方药：枳术消积丸化裁。枳壳15g，白术30g，牵牛子15g，茯苓30g，川厚朴15g，连翘20g，蒲公英30g，白头翁30g，槟榔15g，车前草30g。6剂，水煎服。

方解：积热者，积而化热，积去热除而元气自复。鉴于脾虚当补，故以枳壳、白术健脾除胀，消补兼备，为君药。积不消则热不除，牵牛子，味苦性寒，入肠走谷道消其积，入肾经走水道而行水利尿；莱菔子，味辛甘性平，入脾、胃、肺经，下气消食化痰，二者相须配伍，消积下气，利水除胀，为臣药。湿滞为肿，薏苡仁、茯苓、川厚朴、槟榔淡渗健脾，化湿导滞；余热未尽，白头翁味苦性寒，清胃肠热毒；连翘、蒲公英味甘性寒，清热益阴；取此七味药健脾化湿，清热益阴，祛邪扶正，为佐药。车前草味甘性寒，渗湿利尿，导湿热由小便排出，为使药。全方共奏消积导滞、清热化湿之功。

二诊（3月22日）：大便量多，每日3次，连续3天呈先黑黏后黄状；口臭、胃痛、饱胀、嗳气、饥饿感、浮肿、身困乏力均减轻，脉沉缓，舌质淡红，苔薄白腻。证属积热减，湿邪去，脾肾气虚。上方去白头翁、槟榔、牵牛子、连翘，加黄芪40g，炙甘草10g，山药30g，仙灵脾30g，巴戟天20g，金樱子15g，山茱萸20g，加强温补肾气之力。21剂。

三诊（4月15日）：尿蛋白（++），浮肿全消，饮食正常，饥饿感锐减，食量亦减少，身困轻，便溏，每日2次。月经将至，脉沉缓，舌质淡红，薄白苔，舌体胖大有齿痕，舌脉瘀。药证相符，病已好转，同上方加茺蔚子30g，制香附20g，加强理气活血之力。21剂。

四诊（5月6日）：月经4月11日来潮，未痛经，经色、经量正常，尿蛋白（+），继服14剂。

五诊（7月2日）：精神好，困乏消，胃脘舒，饮食常，仍便溏，尿蛋白（+），脉缓有力，舌质淡红，苔薄白，舌体胖大有齿痕。此为邪祛正未全复，治宜温补脾肾，固本防复，调方：黄芪40g，白术30g，茯苓20g，枳壳15g，川厚朴15g，山药30g，薏苡仁30g，仙灵脾30g，巴戟天20g，金樱子15g，山茱萸20g，炙甘草10g。21剂。

六诊（8月10日）：无明显不适，因忙于毕业论文，顾不上吃药，以健脾丸、金匮肾气丸巩固之。

按语：肾病失治、久拖、调护失宜，以致正虚邪实而成肾病综合征，使病情更为复杂。本案证属胃强脾弱，能食不能消。胃火炽盛，消谷善饥，脾虚失运，积郁化热。故急则治其标，先消积导滞清胃火，积消热除胃火清，邪去正安；再温补脾肾固其本，正复邪自去；兼病痛经，顺势而为，经前调气，气顺血和而痛消经调；终以成药善其后，简捷方便促康复。正所谓："疑难复杂重辨证，思路方法总会有。循序推进宜法治，步步为营甚稳妥。"

19. 虚汗淋漓

案　耄耋之人虚汗多，疑难杂病重辨证

王女士，83 岁，河南籍，黑龙江农业大学教授。2008 年 8 月 16 日来诊。

现病史：自汗淋漓 6 个月，动则益甚。纳差，身困浮肿，痰多色白，心悸，头晕，失眠，因瘿肿压迫而吞咽、呼吸有碍，脉缓弱而结，舌质淡，苔白腻，舌体胖大有齿痕，舌脉瘀阻。有甲状腺囊肿、冠心病、心房纤颤等病史。

辨证分析：盖脾胃为后天之本，气血之化源。虚则不运，痰湿由生，故见脉缓弱而结、舌质淡、苔白腻、舌体胖大有齿痕；脾土虚不能生肺金，肺虚卫表不固，故见虚汗淋漓；血汗同源，汗泄血损，血不养心，神不守舍，故见心悸、不寐；气虚无力帅血而行，血瘀必成，代谢紊乱，气郁痰凝，浊聚血瘀，故见瘿肿结聚成矣。

病机：脾虚湿聚，肺卫不固。

治法：健脾益气，化痰软坚。

方药：玉屏风散、消瘰丸化裁。炒白术 120g，生黄芪 80g，姜半夏 40g，广陈皮 40g，白茯苓 40g，生牡蛎 100g，浙贝母 50g，防风 30g。

用法：共研细粉，每日 12g，加凉水浸泡 10 分钟，文火密闭煎煮 6 分钟，滤过，再加开水，文火密闭煎煮 10 分钟，滤过，两汁合并，分早晚餐前温服。

方解：健脾益气，培土生金，气血之源得补，此乃治本之策，扶正之谓，正复邪自去也。阳中求阴，补气生血，"阴在内，阳之守也；阳在外，阴之使也"，相互为用，相互依存，内外协调，阴平阳秘，精神乃治。卫表固而虚汗止矣；健脾化痰，咸寒软坚而瘿肿消矣，故首选炒白术，苦甘温之性全备，取其苦温之性燥湿化痰，甘温之性健脾补气，乃益元气之源，为君药。黄芪甘温，生用可固表，鼓舞中气，升阳举陷，大补元气，助君药补气健脾之力，故为臣药，且与防风合而走表固卫，与炒白术合而补气健脾止汗，与牡蛎合而重镇敛汗，巧妙配伍，既取玉屏风之治，又有敛涩之功，虚汗何不止乎！脾失健运而聚湿生痰，故取二陈之功以理气燥湿化痰。痰浊瘀结为有形之疾，治宜软坚散结，故取消瘰丸之意，以浙贝母苦辛寒之性，清热化痰散结；牡蛎咸寒，软坚散结，二者相须配伍，功效倍增。此二陈、消瘰丸，为佐药。防风性浮升散，善行全身，故为使药。全方共奏健脾益气止汗、化痰软坚消瘿之功，邪去正复神安。

调护：以粥养胃，令胃气来复，则食消药布，充分发挥食、药之功，更显微药轻投之力。即"有胃气则生，无胃气则亡"之论矣。

二诊（10月18日）：服药42天。初服1周后，虚汗渐止；1个月后吐痰渐少，软腭及口腔两侧软肿渐消，至今已复原状；颈项两侧瘰肿渐软、变小，呼吸、吞咽无碍；饮食消化，睡眠良好，体力增强，脉象缓而有力，舌质淡，苔薄白稍腻，舌体胖大有齿痕，舌脉瘀阻。药证相符，慢病轻治显效，正气来复，邪气渐退。急症、主证痊愈，慢病、缓证渐消，头晕、乏力、食少、失眠等兼症，不治而愈矣！中医治病贵在辨证标本缓急，使次第有序也。基于初诊总论，动态观察现状，加重黄芪用量，添当归合为"补血汤"，意在扶正；加玄参则消瘰丸全矣，重在软坚消瘰，祛其邪。仍用煮散法，慢病轻治也。调方：炒白术150g，生黄芪120g，姜半夏40g，广陈皮40g，白茯苓60g，生牡蛎200g，浙贝母100g，当归60g，玄参50g。共研细粉，每日15g，用法同前。

三诊（12月4日）：自汗、痰喘无再复发，喉咙肿全消，吞咽、呼吸顺畅无碍，瘿肿上部全消，下部仍显凸肿，但质软变小，饮食二便正常，睡眠好，体力增强，精力充沛，脉缓有力，舌质淡红，苔薄白，舌体稍胖大，舌脉少瘀。

按语：治病求本，急则治标，缓则治本。本案患者年高体弱，病多症杂，以脾虚气弱为本，虚汗淋漓为标。健脾充元、固本止汗为治本之策，玉屏风散是也；大汗淋漓病急，收敛止汗治其标，加生牡蛎，合贝母取消瘰丸之义，兼其痼疾，此标本、新病、痼疾兼顾；其余纳差、身困、浮肿、头晕、失眠等兼症，不治而愈也，犹"不战而屈人之兵"，与中医"辨证论治"抓主要矛盾之法，异曲同工。本案初诊，首战告捷；复诊稍加调整，以利再战，既固战果，又继续推进，图获全胜。本案启示：告诫医生要特别重视初诊，认真写好初诊病案，全面正确辨证论治，按标本缓急，有序治疗，拟订好治疗计划，步步为营，才能百战百胜。这正是现代医院提倡"首诊负责制"的宗旨体现。之所以用煮散法，不仅因其节省、便捷，更因脾胃虚弱，纳运无力，食不能化，药何能布？故以粥养胃气外，还采用慢病轻治之法，不求速效，但求缓功，待胃气来复，食消药布，正胜邪却，须知欲速则不达矣！

20. 肥胖

案　脾虚湿阻肥胖症，健脾利湿兼化瘀

郭某，男，22岁，洛阳籍，大学生。2007年9月21来诊。

现病史：肥胖、超重（体重104kg）。素有饮食不节，嗜食肥甘，狼吞虎咽，多静少动等习惯，伴有身困乏力，虚汗淋漓，昏昏欲睡，鼾声如雷，思维迟钝，注意力不易集中，记忆减退，消谷善饥，痞满胃痛，口黏口臭，易上火，咽痛，便秘下坠，内痔下血等症状，脉沉滑数，舌质红，尖边赤，苔黄厚腻，舌体胖大有齿痕，舌脉瘀阻，重舌。检查示：甘油三酯、血糖、血压等指标升高。

辨证分析：饮食不节，肠胃乃伤，因而饱食，筋脉横解，肠澼为痔。膏粱之积，化热生火，火克食而消谷善饥；脾虚失运，聚湿生痰，故身困乏力，升降失司，痞胀作矣！脏腑机能紊乱，痰湿浊瘀等病理产物堆积，故臃肿肥胖；土不生金，肺卫不固而虚汗淋漓；脾虚失运，湿热阻中，故见舌红、苔黄厚腻、口黏、口臭、便秘、痔核出血；气虚血瘀则舌脉瘀阻、三高症。

病机：脾虚湿阻，气虚血瘀。

治法：健脾利湿，补气活血。

方药：茵陈五苓散化裁。茵陈30g，生薏苡仁30g，茯苓30g，赤小豆30g，滑石30g，瓜蒌15g，枳壳15g，川厚朴15g，槟榔15g，生何首乌30g，槐花30g，车前草30g。12剂，水煎服。

方解：湿热互结者，湿不去，热难除，故当分而治之，以清热利湿为法，湿去热孤则易清。茵陈味苦性微寒，归脾、胃、肝、胆经，以清热利湿为长，《本草备要》云："苦燥湿，寒清热，入足太阳经，发汗利水，以泄太阴、阳明之湿热。"故为君药。脾胃乃升降之枢纽、运化之关键，湿之源，本于脾虚，"治湿不利小便，非其治也"。生薏苡仁、茯苓甘淡渗利，甘能益脾，淡能利湿，健脾利湿，使邪有出路也，共助君药利湿清热，又可健脾，使脾健湿不复来，故此二味药，为臣药。湿热蕴结，非滑利通降不能解，赤小豆味甘酸而性平，归心与小肠经，能行水消肿，导湿热下行；滑石味甘淡性寒，滑利通降，善除湿热稽留之邪；气行则水行，瓜蒌、枳壳、川厚朴、槟榔味苦性温，可下气、宽胸、除湿导滞；湿热阻中，生何首乌清热解毒，润肠通便；槐花清热凉血止血，故此八味药，为

佐药。车前草清热利尿，导湿热由小便而去，故为使药。全方共奏清利湿热、健脾通腑之功。

调护：饮食有节要记牢，清淡饮食七分饱，体育锻炼不能少。

二诊（10月7日）：大便通畅，无便血，食量减少，饥饿感大减，虚汗少，脘痞腹胀轻，胃痛止，精神好转，脉沉缓无力，舌质淡，苔白腻，舌体胖大有齿痕，舌脉瘀。药对病机，症有减轻，邪减正未复。继以上方加白术20g，陈皮15g，半夏15g，7剂，以作巩固。因上学不便，治疗方案调整如下：①用六和正气浓缩丸治疗，每次6g，每日2~3次，温开水送服，以健脾化湿、和胃宽中治其本。②天麻醒脑浓缩丸，每次6g，每日2次，温开水送服，以醒脑开窍、降脂降糖治其标。标本兼顾之法，善其后。

半年后（2008年5月20日）告曰：体重79kg（下降25kg），体健有力，汗少，头脑清晰，记忆力恢复，相关指标恢复正常。

按语：本案乃不良生活方式所致，脾失健运、湿热阻中和痰湿浊瘀是其关键病机。急则治其标，清热利湿为先，邪去正复；缓则治其本，固本能防复；后用小料制剂因证制宜，善其后，既方便又节省，彰显中医辨证施治的用药特色。

21. 胆结石、胆囊炎

案 肝郁气滞胆结石，疏肝利胆化结石

郭某，男，37岁。2010年3月5日初诊。

现病史：右上腹部疼痛10年，加重4个月。右胁痛及后背，伴口苦、口臭、饱胀等症状，脉细，舌质淡红，舌体胖大有齿痕，苔白腻，舌脉瘀。B超示：胆囊泥沙样结石，胆囊炎。

辨证分析：肝胆互为表里，肝主疏泄，助脾胃消化。肝郁则失其疏泄、条达之功，而胆汁淤积，脾失健运，湿热内生，胆热灼津，故见胆石、口苦、口臭、胁痛及背、脉细弦；脾虚失运，故见舌体胖大有齿痕，苔腻；气滞血瘀，故见舌脉瘀。

诊断：肝郁气滞，脾虚湿阻之胆囊炎、胆结石。

治则：疏肝利胆，健脾化湿。

方药：柴胡疏肝散加减。柴胡15g，枳壳15g，茵陈30g，山楂20g，金钱草30g，海金沙15g，郁金15g，蒲公英15g，黄芩10g，白术30g，黄芪30g，茯苓30g，薏苡仁30g，甘草10g。7剂，水煎服。

方解：肝胆之气郁滞，脾失健运，湿热蕴蒸，治当疏肝利胆，清利湿热。柴胡辛行苦泄，疏肝解郁；枳壳味苦辛酸性温，善下气宽肠。《本草纲目》曰："枳实、枳壳大抵其功皆能利气……气通则痛刺止。"二者一升一降，调畅气机，为君药。山楂、郁金行气化瘀，既能活血又能行气，《本草汇言》曰："郁金清气化痰、散瘀血之药也。"本方取二者行气开郁活血之功，为臣药。湿热熏蒸肝胆，茵陈、金钱草、海金沙清利肝胆湿热，排结石；蒲公英、黄芩清热解毒；脾虚湿盛，黄芪、白术、茯苓、薏苡仁健脾益气以复脾运。取此九味药清肝利胆，祛湿健脾，为佐药。甘草补中益气，调和诸药，为使药。全方共奏疏肝利胆、健脾利湿之功。

二诊（3月12日）：右上腹疼痛减轻，昨晚饮酒后腹痛、腹泻3次，舌脉如前，同上方加鸡内金15g，葛花15g，枳椇子15g，以解酒毒。15剂。

三诊（4月12日）：口干、口苦减轻，多食则右腹胀。大便2日1次，脉细，舌质淡红，舌体胖大有齿痕，舌脉瘀。治当祛瘀止痛，上方去黄芪，加大黄15g，20剂。

四诊（5月14日）：右胁不痛，偶有不舒，饮食消化正常，大便头干后溏，脉缓，舌质淡红，舌体胖大有齿痕。B超示：胆囊壁毛糙，未见结石。此乃肝已条达，脾虚未复，故补气健脾，固本以防复。调方：黄芪30g，白术30g，茯苓30g，枳壳15g，山药30g，辽沙参30g，当归15g，白芍20g，茵陈20g，蒲公英30g，马齿苋30g，槟榔15g，甘草10g。7剂。嘱其清淡饮食，戒烟酒，劳逸结合。

按语：肝郁脾虚，疏泄失利，瘀滞化热，煎熬成石，瘀滞不通而疼痛。治当疏肝利胆，化湿健脾，理气排石。石消郁解而热自清，继以补气健脾治之，固本防复，这是治疗胆结石、胆囊炎先后次第之过程。

二、外科验案

1. 痤疮

案一 积热火毒痤疮生，消积导滞热毒清

武某，女，20岁，学生。2009年3月6日来诊。

现病史：面部长痤疮、便秘2年。素有消化不良，胃痛，饱胀，嗳气，纳差，白带多，月经提前，面色萎黄，眼袋黧黑，易上火，口疮，困倦乏力等症状，脉细弦数，舌质淡红，尖边赤，苔白腻，舌体胖大，边有齿痕，舌脉瘀。

辨证分析：肝郁脾虚，气机不畅，故见胃痛、饱胀、嗳气；脾失健运，故见纳差食少；化源不足，故见面色萎黄、眼袋黧黑；消化不良，积热于内，阴火上乘，故见口疮、痤疮、易上火、脉细弦数、舌质淡红、尖边赤、苔白腻、舌体胖大有齿痕、白带多、月经提前；气虚血瘀，故见困倦乏力、便秘、舌脉瘀。

诊断：肝胃郁热，积热于内之痤疮、便秘、胃痛、带下证。

治法：消积导滞，通腑泄热。

方药：枳术汤加味。生白术 30g，枳实 15g，茯苓 30g，焦山楂、焦麦芽、焦神曲各 15g，槟榔 15g，焦扁豆 20g，莲须 15g，蒲公英 30g，马齿苋 30g，生何首乌 30g。7 剂，水煎两遍，合并，每日 1 剂，分早晚温服。

胃康胶囊 3 瓶。每日 3 次，每次 4 粒，饭后 1~2 个小时服。

方解：脾虚失运，积滞不化，枳实、白术可消补兼施，为君药。焦扁豆、茯苓淡渗健脾，为臣药。积不消，热难除，焦山楂、焦麦芽、焦神曲、槟榔、生何首乌消积导滞，解毒通便；蒲公英、马齿苋、莲须清热解毒，取此五者为佐药。全方共奏健脾和胃、通腑泄热之功。

二诊（3 月 14 日）：胃痛轻，大便通畅，每日 1 次，食欲增进，痤疮、白带均减少，仍困倦乏力，脉细，舌淡，苔薄白，舌体胖大有齿痕，舌脉瘀。药证相符，症有所减，同上方去马齿苋，加黄芪 30g，当归 15g，加强大补气血之力。7 剂。

三诊（3 月 22 日）面色红润，痤疮、眼袋消失，白带已净，有精神，脉沉缓，舌质淡红，苔薄白，舌体胖，舌脉瘀均减轻。病已基本好转，继服胃康胶囊 6 瓶，以资巩固。

按语：饮食不节或素来脾虚，皆易导致脾胃受损，健运失司，化源不足，积热于内，因而出现胃痛饱胀、气色不佳、眼袋黧黑、痤疮、便秘等症状。此病尤以青少年居多，特告诫：饮食有节，生活规律，多饮开水，少喝市售饮料。

案二　积热火炎面赤疮，消积清热潜阳平

朱某，女，43 岁，公务员。2009 年 3 月 17 日来诊。

现病史：面赤热、痤疮 2 年。平时应酬多，饮食不节，胃脘饱胀，多食胀甚，便秘，3~4 天 1 次，手足心热，脉细数，舌质红，苔腻。

辨证分析：脾虚失运，积热于中，谷食不消，郁而化热生火。阴虚阳

浮，故见面赤、足凉、脉细数、舌红、苔腻、痤疮生，为肺胃郁热作祟；脾失健运而便秘、饱胀、多食胀甚。

诊断：脾虚积热，阴火上炎之痤疮。

治法：健脾消积，清热潜阳。

方药：枳术消积丸加减。白术 30g，茯苓 30g，薏苡仁 30g，柴胡 10g，枳壳 15g，蒲公英 30g，牡丹皮 15g，赤芍 20g，生龙骨 30g，生牡蛎 30g，川牛膝 15g。7 剂。

用法：凉水浸泡 60 分钟，文火煎煮 30 分钟，滤汁另置，再加开水煎煮 40 分钟，两汁合并，每日 2 次，早晚温服。

方解：脾虚积热，阴火上乘，东垣"补脾胃，泻阴火"乃正治之法。脾喜燥恶湿，白术味苦甘而性温，甘温能健脾补气，苦温能燥脾祛湿，故为君药。取茯苓、薏苡仁甘淡渗湿之功，入脾经以助君药渗湿健脾而补中，且其善清肺胃之湿热，故为臣药。脾居中焦，为气机升降之枢纽，柴胡小量能升脾之清阳；枳壳能降胃之浊阴，升降有序，气机条达，痞满饱胀自消；枳术相伍，消补兼施，扶正祛邪；蒲公英味甘苦而性寒，苦寒能清热解毒，苦甘合而健胃益阴，无伤胃之弊；赤芍、牡丹皮味苦性微寒，善清血分之热，散血热之瘀；阴不恋阳而浮于上者，用生龙骨、生牡蛎以滋阴潜阳，软坚散结，故以诸味药，为佐药。川牛膝，味苦甘酸性平，归肝、肾经，可活血通经，善引血下行，为使药。全方共奏健脾消积、清热解毒、滋阴潜阳之功。

二诊（3 月 24 日）：面赤减轻，未再出痤疮，饮食好转，仍大便干，手足凉，脉细数，舌质红，苔薄白。药证相符，积消热除。故同上方加黄芪 20g，当归 10g，连翘 20g，马齿苋 30g，生何首乌 30g，甘草 10g，加强清热通便、补气养血之力。7 剂。

三诊（4 月 2 日）：面赤明显减轻，痤疮减少，大便不干，每日 1 次，食欲较好，手足心热轻，脉细，舌淡红，苔薄白。效不更方，同上方 7 剂，以资巩固。

按语：火有虚实，实火好治，虚火难疗。本案积热耗气伤阴，虚实夹杂，以枳术消积丸消补兼施，和中导滞，积消热除火毒清，滋阴潜阳载阳平，阴平阳秘，诸症悉除。

案三　积热火毒痤疮发，消积导滞泄肠毒

王某，女，48 岁。2010 年 8 月 27 日初诊。

现病史：面部痤疮两年，加重 6 个月。痤疮红肿热痛，面赤，有胃痛史，因服抗生素治疗而胃痛加重，吞酸，便秘、干如羊屎、3~4 天 1 次，手足心热，脉细，舌质淡红有齿痕，舌脉瘀，重舌。胃镜示：浅表性胃炎。

辨证分析：素体脾虚，运化失常，积滞化热，火毒外发，故见痤疮红肿热痛；大肠郁热，则大便秘结；气虚血瘀，故见舌脉瘀、脉细、手足心热；舌淡红、齿痕为脾虚之象。

诊断：积热火毒，热盛之痤疮。

治法：消积导滞，清热通腑。

方药：枳术汤加味。柴胡 10g，枳壳 15g，炒莱菔子 15g，槟榔 15g，白术 30g，牵牛子 15g，连翘 20g，蒲公英 30g，生何首乌 30g，决明子 30g，赤芍 20g，牡丹皮 20g，大青叶 30g，甘草 6g。7 剂，水煎服。

胃康胶囊 6 瓶，1 次 4 丸，每日 3 次，饭后 1~2 小时服。

方解：患者素有胃痛史，纳运失常，气机逆乱，积滞化热。柴胡、枳壳辛苦微寒，归肝、胆、脾、胃、大肠经，辛行苦降，消积导滞，一升一降，调畅气机，故为君药。积热胃肠，消积导滞为急，槟榔、炒莱菔子，辛散苦泄，善消积导滞除胀，为臣药。以赤芍、牡丹皮、蒲公英、连翘清热解毒，凉血散瘀；胃肠属腑，泻而不藏，牵牛子苦寒通降，利二便；生何首乌、决明子润肠通便，泄热排毒，釜底抽薪；白术健脾，防消伐太过；取此八味药清热凉血，消积导滞，为佐药。甘草调和诸药，为使药。全方共奏消积导滞、清热通腑之功，令积消、热除、痤疮愈矣。

二诊（9 月 4 日）：面不红，痤疮之红肿热痛明显减轻，手心热，便溏不爽，每日 2 次，脉细，舌质淡红，苔白腻，舌脉瘀。同上方加地骨皮 15g，焦山楂、焦麦芽、焦神曲各 15g，加强消积清热之力。7 剂。

三诊（9 月 11 日）：食固元膏、樱桃后痤疮复发，手足心热，烧心，大便两天 1 次，脉细，舌质淡红，苔薄白，重舌赤肿，舌脉瘀。此乃热补为患，嘱咐勿食固元膏，继服上方 6 剂，胃康胶囊 6 瓶，以健脾益气。

按语：胃肠属腑，泻而不藏，积滞于内，化热生火，上犯颜面。其根源还是脾虚运化失常所致，故急则其治标，消积导滞，清热解毒，通腑泄热；缓则治其本，健脾和胃，固本以防复。

案四　肺胃郁热痤疮发，消导通腑清热毒

李某，男，52 岁，黑龙江省双鸭山市东保卫煤矿干部。2013 年 11 月 12 日来诊。

现病史：疖肿、痤疮 16 年。鼻口周围、额头、胸背疖肿化脓疼痛，辄因饮酒、食辛辣油腻之物、熬夜即加重，曾到各大医院求治无效。素来饮食不节，暴食暴食，嗜食肥甘厚腻、辛辣炙煿之物，消谷善饥，饱胀口臭，口苦口干，大便黑黏，排便不爽，每日 2~3 次，手足心热，自汗盗汗，动则益甚，心烦失眠，身困乏力，血糖偏高，脉沉细数，舌质红，无苔，舌体胖大有齿痕，重舌。

辨证分析：饮食不节，暴食暴食，嗜食肥甘厚腻、辛辣炙煿，致积热火毒外发，故见疖肿、痤疮、消谷善饥、饱胀口臭、口苦口干、大便黑黏、排便不爽；阴虚内热，故见手足心热、自汗盗汗、心烦失眠、脉沉细数、舌质红、无苔、重舌；脾气虚弱，故见舌体胖大有齿痕、身困乏力、易汗出、动则益甚。

诊断：肝郁脾虚，积热火毒之疖肿、痤疮、酒渣鼻。

治法：消积导滞，凉血解毒。

方药：枳术丸 20g（吞服），生何首乌 30g，白头翁 30g，牡丹皮 20g，赤芍 20g，大青叶 30g，龙葵 30g，栀子 15g，地骨皮 15g，玉竹 15g，吴萸连 15g，连翘 20g，金银花 20g，蒲公英 30g，甘草 10g。10 剂，水煎服。麝珠消炎酊 2 瓶，涂患处，每日 3~5 次。

方解：积热为患，急当消积导滞，通腑泄热，故以枳术消积丸为君药。生何首乌、白头翁清热解毒，助君药通腑排毒，为臣药。血热毒盛，牡丹皮、赤芍、大青叶、龙葵、栀子、地骨皮、连翘、金银花、蒲公英凉血散瘀，清热解毒；玉竹养阴健脾；吴萸连疏肝之郁、清胃之热而制酸，共为佐药。甘草和诸药而解毒，为使药。全方共奏消积导滞、凉血解毒、通腑泄热之功。

二诊（11 月 30 日）：用药后，先泻大量黑黏便，顿感轻松；后排便爽利，便黄成形，每日 2 次，饥饿感大减，饮食正常，胸背疖肿、痤疮减轻。予以枳术消积丸 2 袋，麝珠消炎酊 3 瓶。

三诊（2014 年 1 月 8 日）眉、前额及面部痤疮消失，面赤、烘热消退，鼻子不发红，大便顺畅，每日 1~2 次，口苦、口臭消失，能睡梦多。予以枳术消积丸 2 袋。

四诊（4 月 20 日）患者发信息反馈近况：治疗 5 个月后，疗效显著，至今胸背疖肿，眼眉、额头、面部、口鼻周痤疮未复发，鼻子不发红，大便顺畅，清晨起床时偶尔口苦。

按语：本案患者因饮食不节，暴饮暴食，嗜食肥甘厚腻，伤脾害胃。脾胃健运失司，积热火毒内郁外发，以致疖肿、痤疮不断，久治不愈。"治病必求于本"，本案积热为本，积不去，热不除。患者内蕴积热，单从皮肤外治，又不节制饮食，何以愈矣？积热为患，急当消积导滞，通腑泄热祛其邪，合以凉血解毒治其本。重视首诊，辨证论治，汤剂为先，荡涤祛邪，重拳出击，并以枳术消积丸、麝珠消炎酊内外合攻。后以电子信函交流指导，十六年顽疾，不足半年痊愈。

2. 天疱疮

案一　湿热蕴毒天疱疮，清热解毒邪尽除

张某，男，19岁，中学生。2009年2月20日来诊。

现病史：全身发脓疱疮1周。1周前发热39℃，伴咽痛，头面、颈项部发红斑等症状，在医院输液治疗6天症未减，红斑变脓疱，四周红润，界限分明，遍及全身，大如黄豆，疱液初透明，渐变混浊，痛痒欲搔，脘腹饱胀，无食欲，脉细，舌淡，苔厚腻，舌体胖大有齿痕。血常规检查：白细胞$14.8×10^9$/L，中性粒细胞89.7%。

辨证分析：素体脾虚湿阻，蕴热成毒，充斥肺胃，外淫肌肤而成脓疱疮；正邪剧争，故见发热、咽痛；湿热蕴结中焦，脾胃失和，故见舌质淡、苔厚腻、舌体胖大有齿痕、痞满不食。

诊断：湿热蕴毒，充斥肺胃，外淫肌肤之天疱疮。

治法：急以清热解毒，凉血透邪治其标；继以健脾化湿固其本。

方药：（自拟方）金银花20g，连翘15g，蒲公英30g，龙葵20g，紫花地丁20g，野菊花15g，黄芩15g，黄连10g，紫草15g，牡丹皮20g，赤芍20g，甘草10g。3剂，日1剂。

用法：凉水浸泡60分钟，文火煎煮30分钟，滤汁另置，再加开水煎煮40分钟，两汁合并，空腹小量频服，每日4~5次，以利吸收，避免脾虚失运而泄泻。

方解：湿热蕴毒成疮，治以解毒、清热、透邪、凉血、散血、消肿祛其邪。金银花味甘性寒，归肺、心、胃经，芳香疏散，透热达表，清肺胃郁热而解热毒，散痈肿；连翘味苦性微寒，苦能降泄，寒能清热，可散上焦风热，清中焦热毒。金银花、连翘相须配伍，以增清热解毒、散结消肿之力，为君药。蒲公英味甘苦而性寒，入肝、胃经，清热解毒消痈肿；紫花地丁味辛苦性寒，入心、肝经，可解毒消肿；龙葵味甘苦而性寒，入

肺、胃、大肠经，解毒消肿为其长，主治痈疽疔毒；野菊花清热解毒，消肿散结；取此四味药解毒消肿散结，共助君药清热之力，为臣药。气分热毒，深入血分，热瘀肿痛，治以凉血散瘀，则肿痛可消。黄芩苦寒，善清上焦、中焦之湿热；黄连苦寒，以清中焦、下焦之热毒为长，可泻火解毒；赤芍、牡丹皮、紫草清热凉血散瘀，故以芩、连、赤、丹、紫五者为佐。甘草既能清热解毒，又能调和诸药，为使药。全方共奏清热解毒、凉血透邪、散结消肿之功。

二诊（2月24日）：服药后，大便色黑质黏量多，体温36.5℃，疱疮收敛、显消，食欲大增，仍头晕乏力，脉细，舌淡，苔薄白腻，舌体胖大有齿痕。此为邪去大半，正气未复，继以健脾和胃，凉血解毒，扶正祛邪善其后。

处方：枳术宽中丸加减。柴胡10g，枳壳15g，白术20g，茯苓30g，焦山楂、焦麦芽、焦神曲各15g，蒲公英30g，牡丹皮20g，赤芍15g，生薏苡仁30g，甘草10g。3剂。

三诊（2月28日）：疮已结痂、脱落，饮食二便正常，脉沉缓，舌质淡红，苔薄白，舌体胖大，齿痕减轻。

按语：天疱疮之成，不外暑湿热毒，或脾虚湿阻，中焦湿热蕴毒肺胃，外淫肌肤所致。前者以清暑、益气、解毒为主，后者以健脾、益气、化湿、解毒为要。本案患者属素体脾虚湿阻，化热蕴毒，充斥三焦，外淫肌肤之天疱疮，误当感冒治疗，输液1周未愈。急则治其标，先以清热解毒、凉血透邪之中药治其标；服3剂毒解热退，衰其大半而止，恐寒凉太过，伤及脾胃，继以消积和胃、健脾化湿、祛邪扶正固其本。症虽急，只要辨证准确，治法得当，则可化险为夷，转危为安。

案二　暑湿热毒天疱疮，简便验廉鲜药功

刘某，女，14岁，新安县，五头乡尤庄村人。1999年7月15日会诊。

现病史：感冒发热3天，脸起脓疱，延及全身，有增无减。脓疱四周红润，界限分明，疱液初透明，渐变混浊，痛痒欲搔，咽痛，体温39℃，脉细数，舌质红，苔厚腻，舌体胖大有齿痕。血常规检查：白细胞$13.5×10^9/L$，中性粒细胞84.7%。

辨证分析：素体脾虚湿盛，湿热蕴结，故见舌质红、苔黄厚腻、舌体胖大有齿痕；时值暑天，暑湿热毒，充斥肺胃，外淫肌肤，故见脓疱疮遍布全身。

诊断：暑湿热毒，充斥肺胃，外淫肌肤之天疱疮。

治法：凉血解毒，化湿清热。

方药：五鲜汤。鲜蒲公英 100g，鲜龙葵 100g，鲜野菊花 100g，鲜芦根 100g，鲜车前草 100g。3 剂，水煎服，每日 1 剂；并用药液涂患处，频频涂擦，内外合攻，以求速效。

方解：暑湿热毒，蕴结肺胃，充斥三焦，内郁外发而成天疱疮，治以清暑解毒，利湿消肿。鲜蒲公英味甘苦而性寒，入肝、胃经，善清热解毒消痈肿，为君药。鲜龙葵味甘苦，性寒，入肺、胃、大肠经，能清热解毒消肿，治痈疽疔毒为长，为臣药。鲜野菊花清热解毒，消肿散结；鲜芦根善清肺胃郁热而利湿透邪，为佐药。鲜车前草味甘淡，性寒，能清热解毒，善治皮肤疮毒，又能利尿消肿，使毒有出路，为使药。全方共奏清热解毒、凉血透邪、利湿消肿之功。

二诊（7 月 18 日）：照上法连用 3 天，体温正常，疱疮显消、收敛，食欲恢复，脉细，舌淡红，苔薄白腻，舌体胖大有齿痕。继用上药，直至痊愈。

按语：天疱疮之成，不外暑湿热毒蕴结肺胃，外淫肌肤所致，治以清暑利湿，消肿解毒为主。本案证属暑湿热毒充斥三焦，外淫肌肤之天疱疮。暑期巧遇患者，因其家贫又时值暑天，草药遍地，教其家长就地取材，鲜药治病，内外合功，简便廉验，取效甚捷。这再次证实鲜药之神奇，即便是土法也能使病情化险为夷，转危为安。

3. 唇炎

案一　饮食劳倦伤脾胃，气阴两虚唇炎生

任某，男，23 岁，务工人员。2010 年 5 月 14 日来诊。

现病史：口唇红肿、痛痒、干裂、起皮 2 年，屡治不愈。因在酒店做管理工作，饮食不节，劳累过度，身困乏力，易上火，便秘，大便 3 天 1 次，脉象细数，舌质红，尖边赤，少苔，舌体胖大有齿痕。

辨证分析：工作繁忙，饮食不节，劳累过度，气阴两虚，故见上火、便秘、脉细数、舌质红、尖边赤、少苔、身困、乏力；久而病甚，阴虚化燥，故见口唇红肿、痛痒、干裂、起皮。

诊断：气阴两虚，燥热生风之唇风证（唇炎）。

治法：益气养阴，养血润燥。

方药：当归补血汤。生黄芪 30g，党参 20g，生白术 30g，茯苓 15g，

当归 15g，辽沙参 30g，生何首乌 30g，赤芍、白芍各 20g，牡丹皮 20g，大青叶 30g，紫草 15g，焦山楂、焦麦芽、焦神曲各 15g，莱菔子 15g，7 剂。唇膏 1 支，涂口唇，1 日 3~4 次。

用法：水煎两遍，滤净合并，分早晚空腹温服。

方解：气阴两虚者，应当先补气，使阳生阴长。生黄芪、党参大补元气，为君药。生白术、茯苓渗湿健脾，助君药大补元气，为臣药。气足则血生，当归、白芍、赤芍养血，沙参养阴，合君臣而补气生血；血热则燥热生，生何首乌、牡丹皮、大青叶、紫草凉血解毒；脾虚失运，积滞不化，焦山楂、焦麦芽、焦神曲、炒莱菔子消积下气，化积消热；取此三组药凉血解毒，消积导滞，清热解毒，为佐药。甘草和诸药而解毒，为使药。全方共奏益气养阴、养血润燥之功。

二诊（5 月 22 日）：大便通畅、不干，每日 1 次，口唇干裂愈合，不出血，痛痒止，脉沉细，舌质红，苔薄白，舌体胖大有齿痕。药证相符，症有所减，继服 7 剂。

三诊（5 月 29 日）：大便正常，口唇红肿消，光润不裂、不痛、不痒，脉象沉缓无力，舌质淡红，苔薄白，齿痕减轻。嘱患者劳逸结合，饮食有节，生活规律，无须服药，食养即可。

按语：饮食不节，劳倦过度，皆伤脾胃。化源不足，气阴双虚，燥热生风，上蒸口唇，亦成唇风之证，治必益气养阴，凉血润燥，内外合治，标本兼顾。

案二　饮食不节伤脾胃，积热脾胃成唇炎

韩某，女，12 岁，淮阳县人。2009 年 8 月 21 日初诊。

现病史：口唇红肿、燥痛、发痒、干裂、溃烂、结痂、脱皮 10 年。口角溃烂，痛不敢张口，嗜食肥甘厚腻，零食不断，口臭，胃痛，流涎，大便 3~4 天 1 次，痛经，经期量多，肥胖，身困乏力，易出汗，脉沉细无力，舌质淡，苔黄腻，舌体胖大有齿痕，舌脉瘀阻。曾到北京、上海、开封、南阳等地求医，治疗无效。

辨证分析：自幼零食不断，饮食无节，能吃而不能消，积滞化热，故见口臭、流涎、胃痛、便秘；脾胃蕴热积毒，外感风热燥邪，循经上犯，故见口唇红肿、燥痛、发痒、干裂、溃烂、结痂、脱皮、口角溃烂、痛不敢张口；气虚血瘀，故见痛经量多、舌脉瘀阻。

诊断：脾虚湿阻，积热火毒，气虚血瘀之唇风症（唇炎）。

治法：健脾化湿，消积导滞，清热通腑。内外合治，顺时调经。

方药：（自拟方）白术 15g，茯苓 20g，薏苡仁 30g，焦山楂、焦麦芽、焦神曲各 15g，槟榔 15g，枳壳 15g，炒莱菔子 15g，生何首乌 20g，陈皮 15g，半夏 15g，牡丹皮 15g，赤芍 15g，蒲公英 30g，马齿苋 30g，连翘 15g，甘草 10g。7 剂，水煎服。唇膏 1 支，外涂患处，每日 3~5 次，以润燥、清热、凉血、消肿、止痛、敛疮、生肌。

方解：饮食无节，伤脾害胃，首当健脾。白术味甘苦性温，入脾、胃经，能健脾补气，为君药。脾为湿土，喜燥恶湿，茯苓、薏苡仁淡渗利湿，助君健脾之力，为臣药。积不消，热不除，取焦山楂、焦麦芽、焦神曲、槟榔、枳壳、莱菔子、生何首乌消积导滞，下气通腑，泄热排毒；陈皮、半夏、蒲公英、马齿苋、连翘和胃清热；取此两组药消积清热，为佐药。甘草和诸药而解毒泻火，为使药。全方共奏健脾化湿、消积导滞、清热通腑之功。

二诊（8 月 28 日）：口唇干裂、痛痒、起皮等症均减轻，口角糜烂愈合，脘腹舒适，食量减少，饥饿感减轻，零食已戒，大便成形，排便通畅，每日 1 次，脉细，舌质淡红，尖边赤，苔薄腻，舌体胖大有齿痕，舌脉瘀。证属积热湿浊已减，血热犹存，同上方加紫草 10g，加强凉血解毒之力。10 剂。鉴于月经将至，患者又有痛经、经量多等症状，当固统摄（气血）之权，备引血归经方：黄芪 30g，白术 20g，茯苓 20g，黑香附 15g，黑荆芥 20g，仙鹤草 20g，炙甘草 10g。3 剂。月经来时，停服上药，仅服引血归经方，1~3 剂，视经量而酌用。

三诊（9 月 15 日）：口唇干燥、结痂，余症基本消失。此次月经来时，服引血归经方 2 剂，腹痛减轻，经量大减，5 天干净，脉沉细，舌质淡红，苔薄腻，舌体胖大有齿痕，舌脉瘀。此为积去热除，腑气通畅，拟益气健脾，养血润燥，固冲调经为法，固本防复。调方：黄芪 20g，白术 15g，茯苓 20g，太子参 15g，薏苡仁 20g，枳壳 10g，当归 15g，炒白芍 15g，生何首乌 20g，生甘草 10g。生姜大枣引，10 剂。继用唇膏涂，直至口唇红润、光泽，完全恢复正常。嘱饮食有节，生活规律，月经期量多、淋漓不尽时，继服备用方。

四诊（12 月 10 日）：唇炎已好两个月，汤药服完、膏涂完，口唇光滑红润，已不痛、不肿、不痒。此次来诊为治痛经，自述月经不调，周期不准，来时腹痛，经量已正常，饮食有节，饥饿感大减，大便正常。予以理气活血丹1袋，经前7~10天开始服用，每次5g，每日2次，开水送服，至经来顺畅、不痛即停服，下次月经前再服，视病情轻重决定服药时间，直至痊愈。

按语：慢性唇炎、剥脱性唇炎、脱屑性唇炎均属中医的"唇风"范畴，痛痒、脱屑、燥裂、结痂为之常见症。风者，风可化燥，燥可生风，相互转移，久而多变，"唇风"之名，概括如此，命名准确、科学，含义深广。唇风多由胃经风火及脾虚血燥所致，本案属幼儿脾胃发育尚未完善，又因饮食不节，膨化食品不断，肉食过量，伤脾害胃，积热火毒于中，又外感风热燥邪，引热上蒸而成此病。治病必求于本，积滞为患者，积不消，热难除。首当消积导滞，通腑泄热，兼清胃火，祛其内邪，此乃釜底抽薪也；并外涂唇膏，以润燥、清热、凉血、消肿、止痛、敛疮、生肌之功，直达病所，此乃外科外治也；邪去正未复，当益气健脾、养血调经、固本防复。此乃以人为本，辨证论治，以救人为最终之目的，体现中医"救人治病，以人为本"的科学理念，有别于"治病救人，以病为本"的医疗理念。

案三 阴虚内热唇炎症，益气养阴正胜邪

王某，男，60岁，山西人。2010年9月22日初诊。

现病史：唇炎20年。口唇干燥、起皮、麻痛，伴心烦，失眠，形体消瘦等症状，脉细数，舌质红，少津，苔薄白。

辨证分析：肝肾不足，脾胃阴虚，虚热化燥，无以濡养，故见消瘦、唇燥、脉细、舌红少津；虚热扰心，故见心烦、失眠。

诊断：肝肾不足，阴虚内热之唇炎。

治则：滋阴润燥，益气生津。

方药：六味地黄合当归补血汤加减。生地黄、熟地黄各15g，山茱萸15g，生山药30g，茯苓15g，牡丹皮20g，泽泻10g，枸杞子15g，白术30g，黄芪30g，当归15g，甘草10g。6剂，水煎服。唇膏1支，外涂患处，每日3~5次。

方解：肝肾不足，阴虚内热，治当滋补为要。生地黄、熟地黄味甘，入肝、肾经，生者长于清热养阴，熟者长于养血滋阴，生熟兼用可滋养肝肾，为君药。山茱萸酸温质润，补益肝肾；当归甘温，归肝、脾经，长于补血养肝，二者助君药滋补肝肾之阴血，为臣药。黄芪、白术、山药益气健脾生血，补养肝肾，使生化有源；泽泻清热利湿，熟地黄之滋腻；茯苓

渗湿健脾；枸杞子甘平滋阴血，《本草经疏》曰："为肝肾真阴不足，劳乏内热补益之要药。"牡丹皮凉血散瘀，清泄虚热，制山茱萸之温热，《本草纲目》云："滋阴降火，解斑毒，利咽喉。"取此八味药补气健脾，清热益阴，为佐药。甘草补中益气，调和诸药，为使药。全方共奏滋补肝肾、益气养阴之功。

二诊（9月28日）：口唇干燥、起皮明显减轻，不麻不痛，心烦减轻，脉细，舌红少津。药证相符，症有所减，同上方续服10剂。因外地不便，服完汤剂继服六味地黄丸，善其后。

三诊（12月2日）：连服1个多月，完全康复，至今未复发。

按语：本案患者唇炎反复不愈，因屡用苦寒之黄芩、黄连等清热药，使脾胃更伤，致阴火上乘。今用滋补肝肾，益气健脾，养血润燥之法，收效甚好，这提醒我们面对疑难病时，须要重视辨证，精准用药，如此才能提高疗效。

案四　积热瘀血耳暴聋，凉血化瘀解热毒

谢某，男，16岁，高中学生。2011年6月26日来诊。

现病史：突发耳聋1周。1周前因紧张劳累，突发耳聋、耳鸣，高热，在医院耳鼻喉科治疗1周无效。素来饮食不节，嗜食肥甘厚腻，便秘，便黑质黏，排便不爽，唇炎多年，痤疮、胸背疖肿不断，脉弦细数，舌质红绛，舌苔黄腻，舌体胖大，边有齿痕，舌脉瘀阻。

辨证分析：胃强脾弱，能食不能消，积热火毒，循经上攻而突发耳聋、耳鸣；积热内蕴，故见便秘、色黑黏腻、排便不爽、唇炎、痤疮、胸背疖肿、脉弦细数、舌红绛、苔黄腻；舌体胖大、边有齿痕，皆为脾虚之象；舌脉瘀阻是气滞血瘀之象。

诊断：积热毒瘀，蒙蔽清窍之突发性耳聋、唇炎、痤疮、疖肿。

治法：清热解毒，凉血化瘀。

方药：通窍活血汤化裁。牡丹皮20g，赤芍20g，山楂30g，栀子15g，凌霄花15g，茺蔚子30g，地龙15g，柴胡12g，黄柏15g，知母15g，生地黄15g，玄参15g，金银花30g，连翘20g，甘草10g。3剂。

方解：血因热而瘀，瘀阻于头，蒙蔽清窍而耳聋、耳鸣。牡丹皮、赤芍、川芎凉血散瘀，为君药。山楂、栀子、凌霄花、茺蔚子、地龙清热凉血，化瘀通络，为臣药。黄柏、知母、生地黄、玄参、金银花、连翘、甘草清热解毒，为佐药。柴胡辛苦微寒，入胆经，气味俱薄，性升散而善疏

泄，可引诸药直达病所而治耳聋、耳鸣，为使药。全方共奏清热解毒、凉血化瘀之功。

二诊（6月29日）：大便色黑黏腻，排便不爽，听力有所恢复。此为清窍热减，积热未除，故上方加枳术消积丸20g，白头翁30g，紫草15g，加强消积通腑、清热凉血之力。4剂。

三诊（7月4日）：大便黑黏、量多恶臭，排便后顿感轻松，耳聋痊愈，口臭、唇炎减轻，仍干裂、结痂、脱皮、痛痒，脉细，舌红。证属积热于中，燥热生风，治宜消积导滞，清热解毒，凉血润燥。调方如下：焦山楂、焦麦芽、焦神曲各15g，生白术20g，槟榔15g，葛根20g，薏苡仁30g，连翘20g，牡丹皮20g，赤芍20g，凌霄花15g，紫草15g，桑叶15g，大青叶30g，蒲公英30g，甘草10g。7剂。唇膏外涂。

四诊（7月9日）：唇炎不痛，痂落，口唇光滑红润，大便通畅，饥饿感大减，痤疮、胸背疖肿消失。积除热退，故上方去槟榔、凌霄花，加茯苓20g，山药30g，马齿苋30g，加强健脾固本之力，清余热以防复发。7剂。

按语：通窍活血汤是治头部血瘀、耳聋等病的名方，本案诸病之因皆由饮食劳倦，伤脾害胃致使积热火毒，血因热瘀，邪热上攻，蒙蔽清窍。治当重用凉血化瘀、清热解毒之品，令瘀化热退而清窍通、耳聪。但积热已久，需继以消积导滞、清肠排毒之法釜底抽薪矣。唇膏外涂，可清热润燥，敛疮生肌，直达病所，径捷效优，此之外治也。

案五 饮食不节唇炎起，消积导滞清胃火

刘某，男41岁，郑州东区，中国银行干部。2014年3月5日就诊。

现病史：唇炎18年，加重1周。曾到北京、上海等大医院诊治，时轻时重，终未痊愈。素来饮食不节，嗜食肥甘，劳累过度，近来口唇肿痛，干裂流血，流水结痂，脱皮奇痒，口角烂，口周痤疮、毒疖甚多，伴消谷善饥，口臭口苦，大便色黑，黏腻不爽，身困乏力，手足心热，自汗盗汗，脉沉细数，舌红少苔，舌体胖大，边有齿痕，重舌。体重85kg，脂肪肝，高脂血症，高尿酸血症。

辨证分析：唇炎缠绵，脾胃积热，故见口角溃烂、口周痤疮、毒疖甚多、消谷善饥、口臭口苦、大便黑黏、排便不爽；火毒循经外发，故见口唇肿痛、干裂流血、流水结痂、脱皮奇痒；火伤元气，故见身困乏力、自汗、舌体胖大有齿痕；阴虚内热，故见手足心热、盗汗、脉沉细数、舌红

少苔、重舌。

诊断：脾胃积热，燥热生风之唇风证。

治法：消积导滞，通腑泄热。

方药：枳术丸化裁。枳实15g，生白术30g，生何首乌30g，白头翁30g，连翘20g，蒲公英30g，大青叶30g，黄芩15g，金银花20g，牡丹皮20g，赤芍20g，甘草10g。7剂，水煎服。唇膏1支，涂患处，每日3~4次。

方解：积热者，由积化热，积消则热除，牵牛子，味苦性寒，入大肠经，走谷道，泻下消积，为君药。积热郁肠，腑气闭塞，生何首乌、白头翁助君药清肠通腑，泄热毒，为臣药。毒热既成，以连翘、蒲公英、黄芩、金银花清热解毒；热毒入血，以牡丹皮、赤芍、大青叶凉血解毒；枳实、白术消补兼施，共为佐药。甘草解毒而调和诸药，为使药。全方共奏消积导滞、通腑泄热之功。

二诊（3月8日）：大便黑黏量多，每日4次，排便后轻松舒适，饥饿感减轻，食量减少，唇肿痛减轻，脉细，舌红无苔。腑气通，邪有出路，症有所减，继上方加枳术消积丸20g，山楂30g，加强消积导滞之力。14剂。

三诊（31日）：口唇红肿、干裂、痛痒消失，大便黑黏减轻，唇流水、出血，鼻腔出血结痂均消失，脉细，舌红，舌脉瘀。此为积去热未尽，症轻药亦减，调方如下：生白术30g，枳壳15g，茯苓20g，枳术丸20g，连翘20g，蒲公英30g，败酱草30g，生何首乌30g，生地黄15g，玄参15g，甘草10g。14剂。

四诊（4月30日）：口唇光滑润泽，不痒不起皮，大便时而黑黏，饥饿感大减，饮食有节，脉沉缓，舌质淡红，舌边有齿痕，舌脉瘀轻。症状虽消，仍当健脾助运，通腑排毒，以资巩固。因常出差汤剂不便，改服枳术消积丸，每次6~9g，每日2~3次，以大便通畅程度而增减药量。

按语：唇炎之发，缘于脾胃积热火毒，本案患者嗜食肥甘厚腻，积滞化热，久积成毒，循经上犯，故见口唇肿痛、干裂流血、流水结痂、脱皮奇痒，唇风成矣。这是生活方式成病，必须戒烟酒，勿食肥甘，五谷为养，以复胃气，此为先决条件；再以消积导滞，通腑泄热祛其邪，邪去正自复；外涂唇膏，外科外治，直达病所，径捷效优。内外合治，事半功倍矣！

案六　脾虚积热唇风症，消积清热兼凉血

代某，女，26岁，淮阳农民。2013年2月6日来诊。

现病史：唇炎8年，加重3年。口唇痛痒、溃烂、干裂、出血、流水、结痂、起皮，时轻时重，反复难愈，身困乏力，虚汗多，多食易饥，口臭，便秘，3~4天1次，大便色黑黏腻，排便不爽，脉沉细无力，舌质红，苔薄黄，舌体胖大有齿痕，舌脉瘀。

辨证分析：饮食不节，伤脾害胃，积热胃肠，故见口臭、便秘、消谷善饥、舌质红、苔薄黄；唇属脾，脾胃积热化火，燥热生风，故见口唇痛痒、溃烂、干裂、出血、流水、结痂、起皮，唇风成矣；脾虚故见身困乏力、汗多、舌体胖大有齿痕；脉沉细无力、舌脉瘀，皆为气虚血瘀之象。

诊断：脾虚失运，积热化火之唇风症。

治法：健脾消积，清热凉血，内外合治。

方药：枳术汤加味。枳实15g，生白术30g，山楂30g，牵牛子20g，牡丹皮20g，连翘20g，蒲公英30g，马齿苋30g，大青叶30g，生何首乌30g，白头翁30g，生地黄15g，玄参20g，甘草10g。10付，水煎服。唇膏2支，沫涂口唇，每日3~5次。

方解：胃肠积热，积消则热除，故以山楂、牵牛子消积化瘀祛其邪，为君药。脾虚失运而积滞，以枳壳、生白术消补兼施调脾胃，为臣药。血热火毒，牡丹皮、连翘、蒲公英、马齿苋、大青叶、生地黄、玄参清热解毒，凉血益阴；积热肠腑，生何首乌、白头翁清肠润下，泄热排毒，共为佐药。甘草甘缓补中又解毒，为使药。全方共奏消积导滞、清热凉血之功。

二诊（2月18日）：服药后，大便每日3~4次，色黑质黏、恶臭量多，连泻4天后，大便渐变黄色，排便爽利，每日2次。唇炎痛痒大减，口唇不裂、不烂，涂唇膏后滋润舒适；饥饿感减轻，食量减少，特来取药以求根治。同上方去牵牛子，加黄芪20g，当归12g。7剂。唇膏1支。

三诊（3月16日）：唇炎已好，口唇红润、光平、不痒，停汤药后，大便稍干，每日1次，食欲又复亢进。农村忙，不便服汤剂，改服枳术消积丸1袋，每次6~9g，每日2次。如以上诸症消失，可减量继服。

按语：本案属脾胃积热、化火生风所致之唇炎。积热者，积为因，热为机，病为果。欲除热，先消积，积消则热除矣！唇膏之用，清热凉血，益阴润燥，止血止痛，生肌敛疮，祛风止痒，外病外治，直达病所，径捷

效速。标本兼顾，以求根除。

4. 胸腔积液

案一　胸腔积液缘感染，理气活血利胸水

王某，女，78岁，河南温县人，农民。2014年3月13日来诊。

现病史：发热37.5℃，胸闷气短，身困乏力，自汗盗汗，面赤烘热，纳差食少，脉弦滑数，舌光红无苔。胸透示：胸腔积液，左侧多、右侧少。

辨证分析：发热、胸闷、气短、胸腔积液，皆为胸膜炎之特征；久病阴虚，故见身困乏力、自汗盗汗、面赤烘热、纳差食少、脉弦滑数、舌光红无苔。

诊断：肝郁气滞，阴虚内热之胸膜炎、胸腔积液。

治法：疏肝理气，宽胸利水。

方药：葶苈大枣泻肺汤合苇茎汤加味。柴胡15g，枳壳15g，瓜蒌15g，葶苈子30g，黄芩15g，苇根30g，金银花20g，冬瓜仁30g，桃仁12g，栀子12g，豆豉15g，甘草10g。7剂，水煎服。

方解：肝郁气滞，柴胡、枳壳疏肝理气，为君药。胸闷气短缘于气滞水停，瓜蒌、葶苈子宽胸下气利水，为臣药。热郁胸中，黄芩、金银花清热解毒；苇根、冬瓜仁、薏苡仁、桃仁清肺胃之热而治痈疡胸痛；热郁则烦，栀子、豆豉清热除烦；取此八味药清热除烦，消痈止痛，为佐药。甘草和诸药而解毒，为使药。全方共奏疏肝理气、宽胸利水、清热除烦之功。

二诊（3月21日）：低热、面赤烘热消失，胸闷气短、自汗盗汗减轻，食欲好转，脉弦滑。药证相符，效果显著，然邪犹未尽，同上方薏苡仁30g，沙参30g，7剂。

三诊（3月28日）：胸透示：胸腔积液减少，仍左侧多、右侧少。饮食有味，食量增加，胸闷、气短减轻，自汗、盗汗止。脉细数，舌质淡红，苔薄白。效不更方，再服10剂。

四诊（4月22日）：4月21日胸片示：双膈面光滑，右肋膈角锐利，左肋膈角欠锐利，提示左侧胸膜粘连，未见胸腔积液。积液消退，胸膜粘连，当宽胸理气，活血化瘀，调方如下：瓜蒌15g，枳壳15g，当归15g，赤芍20g，丹参30g，鸡血藤30g，红花12g，白术30g，茯苓20g，泽兰30g，山楂30g，蒲公英30g，牡丹皮20g，甘草10g。服10剂，

五诊（5月5日）：药服完，胸痛止，一切症状消失，停药食养。

按语：胸膜炎多为结核所致，本案虽未定性，但阴虚盗汗、面赤潮热等症状已为明证。先用葶苈大枣泻肺汤合苇茎汤加味疏肝理气，宽胸利水，清热除烦；邪去正复，终以宽胸理气、活血化瘀之法治之，粘连消除而痛止。

案二　肺炎失治胸膜炎，健脾利水兼标本

雷某，女，60岁，淮阳县人，农民。2013年4月5日初诊。

现病史：咳嗽、胸闷1个月。现仍闷气、干咳，左胸痛，痛及背部，经过消炎治疗后，胃痛吞酸，饱胀，纳差，口干苦臭，脉细数，舌质淡红，尖边赤，苔白厚腻，舌脉瘀，重舌。3月24日CT检查示：两肺炎症，左侧胸腔积液。

辨证分析：低热、咳嗽、胸闷、两侧肺炎、胸腔积液，皆为肺胃郁热之象；抗炎伤及脾胃，湿热阻中，故见胃痛吞酸、饱胀纳差、口干苦臭、苔白厚腻、舌体胖大有齿痕；脉细数、舌红、舌脉瘀、重舌。

诊断：肺胃郁热，脾虚湿阻之胸腔积液。

治法：宽胸利水，健脾化湿。

方药：葶苈大枣泻肺汤化裁。瓜蒌15g，枳壳15g，葶苈子30g，冬瓜仁30g，薏苡仁30g，茯苓20g，泽兰30g，白术30g，厚朴15g，吴萸连15g，山楂30g，连翘20g，蒲公英30g，黄芩15g，鱼腥草30g，大枣5枚。10剂，水煎服。

方解：胸腔积液、胸闷、胸痛乃邪实于胸，瓜蒌、枳壳宽胸下气，为君药。积液壅塞，葶苈子、冬瓜仁、泽兰、山楂活血化瘀，泻肺行水，为臣药。脾虚湿阻，薏苡仁、茯苓、白术、厚朴、大枣健脾利湿；肝胃郁热，呕吐吞酸，吴萸连疏肝之郁、清胃之热而吞酸自止；热毒内盛，连翘、蒲公英、黄芩、鱼腥草清热解毒，取此六味药健脾利湿，为佐药。全方共奏宽胸利水、健脾化湿、清热解毒之功。

二诊（4月12日）：胸透示胸水消失，胸痛加重。此为胸腔积液消失，胸膜受刺激而疼痛，继服上药7剂。

三诊（4月19日）：胸痛止，时有不舒，吞酸止，纳差，气短，脉沉细，舌淡红，舌苔薄白腻。此为邪去正未复，予以健脾和胃，活血散瘀，固本防复，调方如下：柴胡12g，枳壳15g，瓜蒌15g，白术30g，茯苓20g，黄芪30g，太子参20g，薏苡仁30g，焦山楂、焦麦芽、焦神曲各

15g，泽兰 20g，牡丹皮 20g，甘草 10g。10 剂。

按语：本案由肺炎失治并发胸膜炎、胸腔积液，复因抗炎而伤脾胃，故急则宽胸利水治其标；缓则健脾化湿治其本，固本以防复矣。

5. 口疮

案　口疮反复虚火盛，益气健脾阴火清

凡某，男，25 岁，河南淮阳人，工作于上海市。2012 年 10 月 20 日来诊。

现病史：口腔溃疡反复发作 10 年，加重 2 年。隔 3~5 天即发，此起彼伏，连续不断，曾用抗生素治疗，非但无效，反致加重。自幼脾胃不好，食少纳呆，胃痛吞酸，饱胀嗳气，口臭便秘，头晕眼花，身困乏力，自汗盗汗，五心烦热，劳累后症状加重，脉弦细数，舌质淡红，尖边赤，苔厚腻，舌体胖大有齿痕，舌脉瘀。

辨证分析：口腔溃疡缘于素体脾胃虚弱，加之青年创业打拼，劳累过度，饮食不节所致，又因过用抗生素而重伤脾胃，诸病由生。积热胃肠，故见食少纳呆、胃痛吞酸、饱胀嗳气、口臭便秘、头昏眼花、身困乏力；阴虚内热，故见自汗盗汗、五心烦热、遇劳加重、脉弦细数、舌质淡红、尖边赤；苔厚腻、舌体胖大有齿痕、舌脉瘀，皆为脾虚血瘀之象。

诊断：肝郁脾虚，积热化火之口疮。

治法：疏肝健脾，消积清热。

方药：枳术汤加味。枳实 15g，生白术 30g，白头翁 30g，连翘 20g，蒲公英 30g，马齿苋 30g，柴胡 12g，吴萸连 15g，紫苏梗 20g，槟榔 15g，厚朴 15g，甘草 10g。7 剂，水煎服。

方解：口疮之发，缘于胃肠积热，枳实、生白术消补兼施调脾胃，为君药。槟榔、厚朴消积导滞，下气宽中祛其邪，为臣药。热郁胃肠，以白头翁、蒲公英、马齿苋、连翘清其热；柴胡、吴萸连疏肝之郁，清胃之热；紫苏梗善理胃肠之气滞，共为佐药。甘草调和诸药，为使药。全方共奏疏肝健脾、消积清热之功。

二诊（10 月 28 日）：服药后，大便先黑后黄、黏稠量多，排便后轻松舒适，吞酸、嗳气、口臭明显减轻，胃脘舒服，口疮不痛，仍自汗盗汗，五心烦热，脉细，舌红，苔薄腻。此为邪热去，阴液亏，同上方加生地黄、玄参、牡丹皮、地骨皮各 15g，7 剂。

三诊（11 月 12 日）：口疮愈合，大便通畅，无自汗、盗汗、手足心热等症状，脉细，舌淡红，苔薄白，舌边尖有齿痕，舌脉瘀。此为主症已愈，脾虚未复，予以补气健脾、养阴益胃治之，调方如下：黄芪20g，党参15g，生白术30g，枳壳15g，茯苓20g，焦山楂、焦麦芽、焦神曲各15g，辽沙参20g，连翘15g，蒲公英30g，牡丹皮20g，赤芍20g，甘草10g。10剂。

四诊（2013年2月6日）：近几个月口疮未发，饮食二便正常，余症消失。刚从上海回来，稍感劳累，腰酸腿沉，胃脘不舒，顺便复诊。嘱患者多休息，注意饮食调养，服枳术消积丸即可。

按语：口疮之发，胃肠积热者最为多见。本案患者是农村小伙，年轻有为，独闯上海，劳累可知，加之自幼脾胃不好，胃病常犯，口疮常发，证属肝郁脾虚，阴火上炎，积热胃肠之口疮。脾虚失运，积滞不化，郁久化热而成本虚标实之"积热证"，虚实夹杂，久治不愈。急则治其标，火热虽盛，忌用苦寒败胃之药。缘热由积生，欲除热，先消积，积消则热除矣！余热未尽，辅以药食，兼用甘寒凉润之品以清热益阴。缓则治其本，脾虚为本，终以补气健脾、养阴益胃为法，固本以防复。此标本缓急，辨证论治，治之有序也。

6. 舌炎

案 心火上炎舌痛症，清心泻火更滋阴

张某，女，62岁。2011年3月4日来诊。

现病史：舌右侧灼热、疼痛20天。午后、入夜舌痛尤甚，牙龈肿痛，咽喉疼痛，口臭，心烦，失眠，时汗出，舌质红，舌体胖大，边有齿痕。

辨证分析：舌为心之苗，积热化火，故见舌灼热、疼痛、牙龈肿痛、咽喉疼痛、口臭、舌质红；热淫于内，迫津外泄，故见汗出不止；热扰心神，故见心烦失眠、脉细；舌体胖大、有齿痕为脾虚之象。

诊断：心脾不足，积热化火之舌炎。

治则：消积清热，滋阴泻火。

方药：焦栀子15g，蒲公英30g，连翘20g，焦山楂、焦麦芽、焦神曲各15g，金银花20g，槟榔15g，牡丹皮20g，赤芍20g，生地黄15g，玄参20g，玉竹20g，竹茹15g，白术20g，甘草15g。4剂，水煎服。

方解：舌为心之苗，心火炽盛则舌痛。栀子味苦性寒，清心除烦，降三焦火，为君药。连翘味苦性寒，主入心经及胆经，善清心火，解疮毒，《珍珠囊》云："连翘之用有三：泻心经客热，一也；去上焦诸热，二也；

为疮家圣药，三也。"蒲公英清热解毒散痈肿，共助君药清热解毒，消肿散结，为臣药。心火壮则舌痛，以金银花、玄参、赤芍、牡丹皮、生地黄、玉竹、竹茹清营凉血，养阴生津；热由积生，以白术、焦山楂、焦麦芽、焦神曲、槟榔健脾和胃，消积导滞，取诸味药滋阴凉血，清热消积，为佐药。甘草调和诸药，为使药，全方共奏消积清热、滋阴泻火之功。

二诊（3月8日）：无心烦、失眠、舌痛等症，仍口鼻火热，口臭，舌质红，苔薄腻，舌体胖大有齿痕。证属心火减，阴未复，肺胃之热未清，上方加白芍20g，以甘酸化阴，清余热。3剂。

按语：本案证属心火上炎，热者寒之，清心泻火乃正治之法，重用寒凉之品清热解毒，当顾火热伤津之候，故应加入养阴之品，治以滋阴清热，甘酸化阴，邪去正复，诸症释然。

7. 肠痈

案一　急性肠痈急热痛，大黄牡丹显神功

胡某，男，62岁。2009年6月23日来诊。

现病史：右下腹疼痛1天。素有胃脘痛病史，面黄消瘦，身困乏力，午后加重，昨天始觉满腹胀痛，今以右下腹痛为甚，弯腰屈腿痛轻，压痛、反跳痛均为阳性，大便不调，次数增多，每日3次，有下坠感，舌质淡红，舌体胖大，边有齿痕，舌苔白腻，脉弦细。血常规：白细胞 $13.0×10^9/L$，单核细胞计数 29.1%。

辨证分析：饮食劳倦，损伤肠胃，脾失健运，化源不足，气血亏损，故见面黄肌瘦；传化失司，积滞肠道，郁热内生，灼膜腐肉而成肠痈，故见右下腹疼痛、压痛、反跳痛、脉弦细数；脾虚失运，升降失职，气机逆乱，故见脘腹胀痛；舌体胖大有齿痕、舌苔白腻，皆为脾虚湿阻之象。

诊断：脾虚湿阻，气滞血瘀，积郁化热之肠痈（急性阑尾炎）。

治法：清肠导滞，理气化瘀。

方药：大黄牡丹汤加减。大黄15g，牡丹皮20g，赤芍20g，红藤20g，金银花20g，蒲公英30g，紫花地丁30g，败酱草30g，川厚朴15g，枳壳15g，薏苡仁30g，槟榔15g，甘草10g。3剂，水煎服。

用法：3剂药加凉水快速清洗甩干，立即粉碎为颗粒，加5倍凉水浸泡30分钟至透，文火密闭冷却回流煎药法煎煮20分钟，滤净另置；再加热水，继煎30分钟，滤净，两汁合并，3日量，每日2次，食前温服。

方解：腑以通为用，《成方便读》云："肠中结聚不散，为肿为毒，非

用下法，不能解散。"故治宜通腑导滞，活血化瘀，泄热消痈。大黄苦寒攻下，泄热逐瘀，荡涤肠中湿热瘀结之毒，为君药。牡丹皮、赤芍苦辛微寒，清热凉血，活血散瘀；红藤苦平，清热解毒，凉血消痈；取此三味药凉血散瘀，共助大黄凉血、散结、消瘀之力，为臣药。热积肠中，瘀毒内阻，急当清热解毒，金银花、蒲公英、败酱草、紫花地丁皆善清热解毒，消痈疗疮；槟榔破气消积，利湿导滞，薏苡仁健脾利湿，清热消痈；川厚朴、枳壳下气宽中；取此八味药清热解毒，消痈疗疮，为佐药。甘草解毒益气，调和诸药，为使药。全方共奏通腑泻下、清热解毒、活血消痈之功，令湿热去、瘀滞散、痈肿消、肠腑通，通则不痛，肠痈何有不愈哉！药物直达病所，利于消化吸收、清肠、通腑泻下。

二诊（6月26日）：大便泻下甚多、每日3~5次，右下腹痛大减，仅感隐痛，舌质淡红，苔薄腻，有齿痕。药证相符，疗效显著，腑通邪减，故上方减大黄5g，加白术20g，茯苓30g，加强健脾补中之力。4剂。

三诊（6月30日）：右下腹痛止，压痛轻微，食量少，脉左细微弦，舌质淡，苔薄白。证属邪去大半，正未全复，继以上方去大黄，加黄芪30g，当归15g，加强补气生血之力。7剂。

四诊（7月7日）：右下腹无压痛，直腰、挺胸亦无腹痛，大便溏、每日两次，饮食有味，食量增多，舌质淡，苔薄白，脉沉细。此为正复邪自去，同上方去红藤、金银花；加党参15g，以补气健脾固其本，继服6剂，以作巩固。

按语：急则治其标，先以大黄牡丹汤治肠痈急症；缓则治其本，补气健脾，固本防复。本案患者素来脾胃虚弱（有胃痛、腹胀等症状），又突发肠痈，急则治其标，以大黄牡丹汤通腑泻下，清热解毒，活血消肿祛其邪。此病西医称之急性阑尾炎，常规以手术、抗炎为治，而中医的中药、针灸、外治，皆可用之，或单用或综合皆可愈也。中医治疗急性肠痈，汤剂为首选，汤者荡也，力大功专，如汤沃雪，起效迅速，早早投汤，通而下之即愈。对某些惧怕手术、属于慢性反复发作性阑尾炎的患者，予以内服汤剂，加之外敷膏药，以活血化瘀、消积软坚、通腑祛瘀之法治之，疗效显著，打破慢性复发性阑尾炎必须手术才能根治的惯例。

案二　急性腹痛阑尾炎，清热化湿兼活瘀

常某，男，年龄33岁，汉族。2005年12月2日来诊。

现病史：胃痛、满腹1天。昨日因饮食不当，继而出现胃痛，口苦，

满腹痛，后局限于右下腹痛，麦氏点压痛及反跳痛明显，脉象沉数，舌质暗红，舌体胖大有齿痕，苔黄厚腻，舌脉瘀阻。体温 38.9℃，白细胞 $18.58×10^9$/L，中性粒细胞 81.50%。

辨证分析：患者素体脾虚失运，湿由内生，加之饮食不节更伤胃肠，致使湿热瘀滞于胃肠，气滞血瘀，故见脘腹疼痛、口苦、苔黄厚腻、舌质暗红；麦氏点压痛、反跳痛、血象高，皆为肠痈（阑尾炎）之征。

诊断：脾虚湿阻，积热胃肠，气血瘀滞之肠痈（阑尾炎）。

治法：清热化湿，理气活瘀，清热通腑。

方药：大黄牡丹汤加减。大黄 15g，牡丹皮 20g，赤芍 30g，败酱草 30g，蒲公英 30g，紫花地丁 30g，金银花 15g，薏苡仁 30g，三棱 10g，莪术 10g，苍术 20g，川厚朴 15g，泽兰 30g，槟榔 10g，红藤 20g。4 剂，水煎服，每日 1 剂。西医给予抗炎对症治疗。

方解：肠痈是急腹症，必须及时救治。鉴于火毒为患，肠腑湿热，气血瘀滞，腐膜灼肌，治当通腑泄热，凉血解毒，活血化瘀，大黄牡丹汤是对证之方。大黄味苦性寒，通腑泻下，化瘀活血，为君药。血热而瘀，牡丹皮、赤芍凉血散血，助君药化瘀活血之力，故为臣药。肠腑热郁成毒，薏苡仁、败酱草、蒲公英、紫花地丁、金银花、红藤清热解毒，化瘀消痈；湿浊阻中，更碍脾运，苍术、厚朴苦温燥湿；槟榔、泽兰行气利水；三棱、莪术行气活血；本方取此三组药清热解毒，化瘀消痈，燥湿利水，祛邪扶正，为佐药。甘草和诸药而解毒，为使药。全方共奏通腑泄热、活血化瘀、解毒消痈之功。

二诊（12 月 6 日）：服上药后大便溏，每日 1~2 次，胃痛止，右下腹痛轻，脉沉细，舌体胖，舌质淡，苔黄腻，舌脉瘀阻。药证相符，证已大减，继服上方 3 剂加以巩固。

三诊（12 月 9 日）：右下腹压痛、反跳痛均消失，仅稍感不适。大便溏，每日 2 次，受凉咳嗽，脉沉细，舌体胖，舌尖红，苔薄腻，舌脉瘀阻。复查血象：白细胞 $8.58×10^9$/L，中性粒细胞 66%。同上方去大黄 5g，加前胡 30g，杏仁 15g，葛根 20g，4 剂，水煎服。

四诊（12 月 13 日）：腹不痛，咳嗽止，饮食正常，大便每日 1 次，脉沉细，舌质淡红，苔薄白，舌体胖大有齿痕，舌脉瘀阻。此为肠痈已愈，脾虚未复，气虚血瘀之象仍存，改以胃康胶囊 6 瓶，每次 4 丸，每日 3 次，餐后 1~2 小时服，加强补气健脾、活血化瘀之力，固本防复。

按语：胃肠属腑，以通为用。本案肠痈证属肠腑积瘀，火毒为患，治当通腑泄热，活血化瘀，大黄牡丹汤为对证之方。热毒之甚，故加清热解毒、理气消瘀、化湿利水之品救其急；脾虚湿阻，故健脾化湿之药亦不可少；本病贵在辨证拟方，权衡化裁。抗炎消炎是西医常规疗法，只要合于辨证，目标一致，不违病机，故可"中西结合"以求合力，相得益彰。因患者有胃痛故疾，因而终以胃康胶囊补气健脾，活血化瘀，祛邪扶正，以收全功。新病愈，故疾去，固本以防复矣。

案三　术后腹痛肠粘连，理气活血疼痛消

薛某，男，36岁。2005年8月12日初诊。

现病史：腹痛3个月。阑尾炎术后感染、腹痛，三次住院治疗，现在仍时有腹痛，常有腹胀，嗳气，便溏不爽，困乏无力，脉象沉滑，舌质淡红，舌体胖大有齿痕，苔黄厚腻，舌脉瘀阻。

辨证分析：术后感染，元气大伤，脾虚失运，湿热阻中，故见脉沉滑、舌质淡红、舌体胖大有齿痕、苔黄厚腻、便溏不爽；气虚血瘀，故见舌脉瘀阻、腹痛时作。

诊断：脾虚失运，湿热阻中，气虚血瘀之腹痛（肠粘连）。

治法：健脾化湿，清热活血化瘀。

方药：四君子汤化裁。柴胡15g，枳壳15g，白术30g，茯苓30g，藿香30g，紫苏梗20g，泽兰30g，茵陈30g，厚朴15g，滑石30g，槟榔15g，三棱10g，莪术10g，甘草6g。7剂，水煎服。

方解：元气大伤，脾失健运，白术、茯苓燥湿健脾，为君药。脾胃居中焦而主升降，柴胡、枳壳疏肝理气，升清降浊，为臣药。藿香、紫苏梗理胃肠之气而醒脾化湿；湿浊阻中，更碍脾运，茵陈、厚朴、滑石、槟榔利湿清热；气滞血瘀，三棱、莪术、泽兰行气活血而利水；取此两组药利湿清热，活血化瘀，为佐药。甘草调和诸药，为使药。全方共奏健脾化湿、清热化瘀之功。

二诊（8月20日）：腹胀、嗳气减轻，肠鸣、矢气多，未腹痛，脉沉缓，舌质淡红，舌体胖大有齿痕，苔薄黄腻，舌脉瘀阻。药证相符，症有所减，同上方加牡丹皮20g，赤芍20g，增强活血化瘀之力。7剂。

三诊（10月12日）：服上方效果较好，又自行服用10剂，共服24剂。现在饮食恢复正常，腹不胀痛，大便成形，每日1次，困乏亦减轻，脉沉缓有力，舌质淡红，舌苔薄白，舌脉瘀轻。此为湿邪去，正欲复，血

瘀尚存。予以胃康胶囊6瓶，补气健脾，活血化瘀治其本，每次4丸，每日3次，饭后1~2小时服。

按语：术后元气大伤，健脾补气固其本，芳香化湿祛其邪，理气活血复其常。本案患者术后元气大伤，复加感染，雪上加霜，一连三次住院，痛症未止，脾胃更伤，诸症丛生。脾失健运是关键，气滞血瘀，不通则痛为病机，故治以健脾化湿、清热化瘀而愈。

8. 湿疹

案一　积热火毒发湿疹，凉血解毒固本复

晁某，男，58岁，南阳人。2012年12月27日初诊。

现病史：湿疹4年。素来饮食不节，嗜食肥甘厚腻，积热火毒炽盛，曾到北京等地治疗，内外用药，中毒伤肝，转氨酶升至2000U，胸背、大腿内侧湿疹，奇痒欲搔，血痕满布，溃烂流水，心烦易怒，苦不堪言，便秘，3天1次，脉细弦数，舌质淡红，苔薄白腻，舌体胖大，边有齿痕，舌脉瘀阻。

辨证分析：舌质淡红、苔薄白腻、舌体胖大、边有齿痕，皆为脾虚湿阻之象；心烦易怒、便秘、脉细弦数，皆为肝郁化火之象；舌脉瘀阻为气虚血瘀所致；湿疹奇痒、血痕满布、流水结痂者，皆为血热火毒外发之象。

病机：脾虚湿阻为本，血热火毒为标之湿疹。

治法：先清热凉血、除风拔毒治其标；继以健脾固本防其复。

方药：（自拟方长卿饮）生地黄15g，牡丹皮20g，徐长卿30g，生何首乌30g，山楂30g，当归12g，赤芍20g，大青叶30g，紫草15g，白蒺藜15g，甘草10g，地肤子30g。7剂，水煎服。

麝珠消炎酊5瓶。擦患处，每日3次。

方解："诸痛痒疮，皆属于火"，心主血而属火，血热而瘀，化热生风则痒。生地黄、牡丹皮凉血散瘀，为君药。赤芍、山楂活血化瘀，为臣药。大青叶、生何首乌、紫草、白蒺藜、甘草凉血解毒，清热除风，为佐药。膀胱主一身之表，地肤子辛苦寒，入膀胱经，引诸药走表，可利湿、祛风、止痒，为使药。全方共奏清热凉血、化瘀解毒之功。

二诊（2013年1月4日）：服药后，泻下大量黑黏大便，每日4次，连续两日，再服几剂药，大便每日2次，诸症减轻。7剂药服完，湿疹脱痂，基本不痒，皮损恢复，留下色素沉着痕迹。腑气通、积毒去、气血

活、热毒清、风除痒止，宜将胜勇追穷寇，上方加川厚朴 15g，土茯苓 20g，薏苡仁 30g，20 剂。加强化湿解毒之力，除恶务尽矣！

三诊（1 月 24 日）：湿疹已愈，皮损修复，基本不痒，烦热轻，大便每日 1 次，时感下坠，仍食欲亢进，失眠，脉细数，舌质淡红，尖边赤，苔黄腻，舌体胖大，边有齿痕，舌脉瘀。此为积热未尽，欲清热，先消积，上方加枳术消积丸 20g，牵牛子 20g，黄连 12g，以消积导滞、清胃火。14 剂。

四诊（2 月 28 日）：湿疹已愈，不痒，痕迹消失，饮食二便正常。活动量增加，欲出汗则有痒感，不出汗不痒，可以不搔，亦不出疹，脉左沉细无力，右细弦数，食质淡红，薄腻苔，舌脉瘀。证属积去热减阴液伤，上方去枳术消积丸、黄连、徐长卿、白蒺藜、地肤子，加生地黄 15g，玄参 15g，连翘 20g，加强养阴清热之力。15 剂。

五诊（4 月 15 日）：湿疹愈后，又食肥甘厚腻之物，患急性带状疱疹，疱疹流水，发热剧痛，引发背部湿疹成片，奇痒难忍，便秘，脉弦细，舌质淡红，苔白腻。这与过食肥甘厚腻有关，为肝郁湿阻，热毒炽盛为患，治宜疏肝理气，凉血解毒。处方：柴胡 15g，枳壳 15g，瓜蒌 15g，川厚朴 15g，苍术 20g，生白术 30g，茯苓 15g，徐长卿 30g，地肤子 30g，山楂 30g，紫草 20g，牡丹皮 20g，大青叶 30g，龙胆草 12g，栀子 15g，白蒺藜 20g，生何首乌 30g，甘草 10g。10 剂。紫归油两盒，涂于疱疹处。

六诊（5 月 10 日）：湿疹全消，痕迹稍显，手掌硬皮部分变软，带状疱疹愈合，肋间神经痛，大便呈软条状，每日 2 次，身困乏力，腿软，脉细，舌淡，苔薄白，舌脉瘀。证属气虚血瘀，治宜补气活血。调方：黄芪 40g，当归 15g，白术 30g，茯苓 20g，薏苡仁 30g，牡丹皮 20g，大青叶 20g，泽兰 30g，山楂 30g，茺蔚子 15g，天麻 15g，甘草 10g。10 剂。

按语：湿疹之发，多由脾虚湿阻、积热蕴蒸所致。本案患者因嗜食肥甘厚腻，积热火毒以致湿疹重证，久治不愈，中毒伤肝，转求中医。首以清热凉血、除风拔毒治其标，虽取良效，但因肝气郁结，食肉积热，免疫力低下，并发带状疱疹而湿疹反复，再以疏肝理气、凉血解毒而痊愈；继以健脾固本防其复。

案二　湿阻血热瘙痒疹，清热凉血化湿毒

梁某，女，59 岁，新安县正村乡中岳村农妇。2012 年 3 月 14 日来诊。

现病史：背脊、腋下等多处红疹、奇痒，搔抓出血流水，伴五心烦

热，失眠，头痛，背痛，便秘等症状，脉象沉细，舌质红，舌体胖大有齿痕，舌脉瘀。曾被诊为湿疹。

辨证分析：脾胃为后天之本，气血之化源，脾胃健则化源足，百病不生；脾胃伤则百病生。舌体胖大且有齿痕，此为脾虚之明证；脾虚则元气不足，气虚久则血瘀，舌脉瘀既为明证；瘀久化热、外发则出红疹、瘙痒，内则耗气伤阴而现五心烦热、失眠、便秘等症。

诊断：脾虚湿阻，血热火毒之湿疹。

治法：清热凉血，健脾祛湿。

方药：黄连解毒汤化裁。栀子 15g，黄连 10g，生地黄 15g，地骨皮 15g，牡丹皮 20g，赤芍 20g，当归 15g，生何首乌 30g，山楂 20g，白鲜皮 15g，徐长卿 30g，地肤子 30g，甘草 10g。5 剂，水煎服。

方解：急则治其标，诸痛痒疮，皆属于心，血热毒盛，首当清热泻火，凉血解毒。黄连、栀子味苦性寒，清热燥湿，泻火解毒，为君药。生地黄、地骨皮味甘苦性寒，可清热凉血，养阴除蒸，两者相伍则功效倍增，为臣药。血热而瘀，化燥生风，牡丹皮、赤芍凉血散瘀；当归、山楂、生何首乌活血化瘀，润肠通便，清热解毒；白鲜皮、徐长卿清热解毒，祛风止痒；甘草清热解毒，顾护中州，共为佐药。膀胱主一身之表，地肤子，味辛苦性寒，入膀胱经，引诸药走表，利湿祛风止痒，为使药。全方共奏清热凉血、解毒祛风之功。

二诊（3 月 20 日）：服药 3 剂后瘙痒大减，5 剂后全不痒，皮损无血，背痛减轻，五心烦热大减，大便两天 1 次，脉沉数，舌质淡红。患者病情向愈，血分热轻，药证相符，同上方加鸡血藤 30g，郁金 20g，增强活血化瘀之力。继服 7 剂。

三诊（3 月 28 日）：上药服后，湿疹已痊愈，皮损已复，五心烦热及失眠好转，背痛减轻，自觉午后腿重胀无处放，大便成形，每日 1 次，脉沉缓，舌质暗红。治以益气健脾，凉血养血，固本防复。处方：黄芪 20g，白术 20g，茯苓 15g，当归 10g，赤芍、白芍各 15g，怀牛膝 15g，川木瓜 15g，泽兰 30g，鸡血藤 30g，牡丹皮 20g，大青叶 30g，姜黄 12g，甘草 10g。7 剂。

按语：脾胃已伤，百病由生。本案患者脾虚湿阻，气虚血瘀，化燥生风以致湿疹瘙痒。本着急则治其标，先清热解毒、凉血活血、祛风止痒治其标，继以健脾益气、养血活血治其本。辨证有序，治之有道，病之何有不愈焉？

案三　急性湿疹湿热毒，重拳出击稳准狠

于某，女，32岁。2015年1月16日来诊。

现病史：胸背急性湿疹5天。素来饮食不节，暴饮暴食，嗜食辛辣油腻之物，背部湿疹尤多，水疱大如石榴籽，小如绿豆，奇痒难忍，流水，口臭，口疮，便秘恶臭，色黑质黏，排便不爽，便前腹痛，便后即止，矢气频频，五心烦热，自汗盗汗，月经提前，量少色黑（末次月经2014年12月11日），白带色黄，有异味，脉沉弦滑数，舌质红，苔黄厚腻，舌体胖大有齿痕，舌脉瘀阻，重舌赤肿。

辨证分析：饮食不节，嗜食肥甘厚腻，积滞化热，湿热火毒，内郁外发而见上述诸症。

诊断：肝郁脾虚，积热火毒，内郁外发之急性湿疹。

治法：消积导滞，通腑泄热，清热解毒。

方药：白头翁30g，槟榔15g，大黄15g，枳实15g，土茯苓20g，苦参12g，生何首乌30g，徐长卿30g，白蒺藜15g，大青叶30g，蜀羊泉30g，黄连12g，栀子15g，牡丹皮20g，地骨皮15g，生白术30g，甘草10g。7剂，水煎服。

方解：阳明经多气多血，最易化成火毒，胃肠湿热火毒，内郁外发而成湿疹。故首当清胃肠积热，白头翁味苦性寒，入胃、大肠经，清热解毒，为君药。槟榔、大黄、枳实味苦性寒，可通腑泻下，逐秽排毒，祛邪外出，为臣药。血分热毒，当凉血解毒，大青叶、黄连、栀子、牡丹皮、地骨皮、土茯苓、苦参、生何首乌凉血解毒，清热利湿，合徐长卿、白蒺藜辛苦温之性，祛风胜湿止痒，共为佐药。生白术、甘草健脾补中，固本解毒，调和诸药，为使药。全方共奏消积导滞、通腑泄热、清热解毒之功。

二诊（1月23日）：大便量多，黑黏恶臭，便前腹痛消失，1日2次，湿疹3剂痒轻，

4剂疹消痒止，脱皮留印。此为热减湿去，火毒已出，余毒未尽，同上方去大黄、苦参，加连翘20g，蒲公英30g，牵牛子10g，赤芍20g。7剂。

三诊（2月1日）又服7剂，大便由黑黏渐变黄，口臭消失，饥饿感大减，胸背湿疹全消。改用除湿拔毒丹1袋，每次6g，每日2次，温开水送服，以资巩固。

按语：本案急性湿疹，来势汹汹，奇痒难忍，肿烂流水，治疗时抓住积热内伤、湿淫风胜、血瘀火毒之病机，重拳出击，急予消积导滞、通腑泄热、清热解毒汤剂荡涤祛邪治之，如汤沃雪，功效立竿见影。

三、妇科验案

1. 交媾女昏厥

案　洞房交媾女昏厥，柔肝条达补脾肾

李某，女，30岁，扶沟种马场工人。1968年5月6日来诊。

现病史：少年时（14岁）因受骗，与年长的丈夫（30岁）结婚，洞房之夜，恐惧万分，腹痛，腰痛，昏迷不省人事，次日醒后仍痛不可转侧，数日后才能勉强下床，1周后方恢复正常，如此十多年，痛苦至极。曾多次到省地医院就医，均无异常发现，告知不用治疗，因而倍感苦恼。今求治于中医，病史如前述，伴头晕、心悸、虚汗、腰痛、白带多等症状，舌质淡红，舌体胖大有齿痕，苔薄白，脉沉细，两尺弱甚。

辨证分析："肾为先天之本"，少年肾气未充，加之早婚恐惧，更伤肾气，"腰为肾之府"，故见性交腹痛、腰痛、昏迷等应激反应过度的危症；脾为后天之本，虚则不运，痰湿由生，故见虚汗、白带多、舌质淡红、舌体胖大有齿痕、苔白腻；气血两虚，故见脉细无力、两尺弱甚、头晕、心悸。

诊断：脾肾虚极，气血大亏。

治法：健脾补肾，益气养血。

方药：八珍汤化裁。黄芪30g，党参15g，白术15g，茯苓20g，熟地黄25g，巴戟天15g，山茱萸15g，枸杞子15g，胎盘粉10g（冲服），川续断20g，杜仲20g，仙灵脾30g，当归10g，白芍15g。15剂，水煎服。

方解：脾为后天之本，故首当补气健脾，黄芪、党参大补元气，为君药。腰为肾之府，白术味苦甘性温，健脾益气，利腰脐间气；茯苓淡渗，健利湿脾，取白术、茯苓渗湿健脾强腰，为臣药。肾为先天之根，内寄元阴元阳，熟地黄、山茱萸、枸杞子滋肾填精益其阴；胎盘粉、巴戟天、川续断、杜仲、仙灵脾强腰补肾壮其阳；当归、白芍补血柔肝畅条达，填精益髓补肝肾，为佐药。全方共奏健脾补肾、益气养血之功，固先后天之根本。

二诊（6月30日）：服上方后，精神好，有力气，白带减少，不出虚汗，性生活基本正常，稍有腰痛，次日恢复正常。继上方又服20剂，一切正常。

按语：本案系少女早婚，恐惧伤肾，气血逆乱，神昏腰痛。脾胃为后天之本，气血之源，五脏六腑皆禀气于此，故首当补气健脾，气足则精血生，先天得以滋养；肾为先天之根，乙癸同源，肾气伤，肝气虚，当滋肾填精，大补肝肾。脾肾俱补，以固先后天之根本，先后有序，阳生阴长，诸症自平。

2. 妊娠呕吐

案　妊娠恶阻冲气逆，健脾养阴理气安

李某，女，32岁。2008年4月11日初诊。

现病史：妊娠呕吐2个月，呕甚带血。素有胃病史，两天前因饮食不当，出现呕吐、呕血，伴胃部烧灼不适，因不堪忍受，欲终止妊娠，脉沉细，舌质淡红，裂纹，舌体胖大有齿痕，苔薄白，舌脉瘀。

辨证分析：素体脾胃虚弱，受孕后血聚养胎，冲脉之气盛。冲脉起于胞宫，隶属阳明，循经犯胃，胃失和降而致呕吐；胃络伤而呕血；呕吐食少，气阴亏虚，故见烧灼不适、舌红裂纹、舌脉瘀阻、脉沉细；舌体胖大有齿痕为脾虚之象。

诊断：脾胃虚弱，冲气上逆之妊娠恶阻。

治则：健脾养阴，理气和胃。

方药：安胎饮加味。生白术30g，黄芩12g，砂仁6g，陈皮15g，紫苏梗20g，竹茹15g，枇杷叶30g，麦冬15g，甘草10g，葡萄须为引。水煎当茶，频频少饮免伤胃气。7剂。

方解：脾胃素虚，血聚养胎，冲气上逆，升降失和而致呕逆，取安胎饮健脾固胎，清热安胎。《本草通玄》曰："补脾胃之药，更无出其右者……土旺则清气上升而精微上奉，浊气善降而糟粕下输，故吐泻者，不可阙也。"脾胃为气血之源，虚则胎失其养，生白术健脾固胎，为君药。血聚养胎而生热，黄芩清热安胎，为臣药。陈皮辛温行气，调畅气机，和胃止呕；砂仁、紫苏梗、生白术为缩砂散，治妊娠呕吐不能食；竹茹、枇杷叶味甘性微寒，下气清热，降逆化痰，能治胎热、恶阻呕逆，《本草汇言》云："竹茹，清热化痰，下气止呕之药也。"气阴两虚，麦冬味甘柔润，长于滋养胃阴，兼清胃热，可治饥不欲食、呕逆之症，此四组药理气和胃，清热降逆，共为佐药。甘草调和诸药，补中益气，为使药。全方共

奏健脾固胎、降逆止呕之功。

二诊（2009 年 4 月 1 日）：女儿湿疹来诊，告曰：服药后呕吐渐缓，呕血即止，5 剂药后恶心、呕吐均止，停药，于今年 2 月 1 日足月顺产一女婴。

按语：根据临床观察，妊娠呕吐剧烈者多为素来脾胃虚弱的女性，甚者食入即吐，呕恶频频，呕吐胆汁，甚或带血，靠输液维持生命者亦有之。治从健脾益气，清热养阴，和胃降逆着手，多能调理安康。在此提示准妈妈：欲怀孕，先备孕，首先调理好脾胃，胃气盛，气血充，百病不生，有了健康的身体才能优生优育，并且能避免孕期诸多不必要的麻烦，例如妊娠出血、胎不发育、流产等。

3. 痛经

案一　血瘀痛经脾气虚，补气健脾能化瘀

王女士，30 岁，河南郑州人，营业员。2008 年 9 月 12 日就诊。

现病史：痛经 10 年。月经量多、色暗、有血块，周期正常，经前 2~3 天乳房胀痛，行经前两日腹痛难忍，伴恶心，呕吐，小腹下坠，腰酸（末次月经 9 月 8 日，经行 7 日），身困乏力，腹胀满，纳差，时有胃脘隐痛不舒，大便头干后溏，气色萎黄，白带多，脉细无力，舌质淡，苔腻，舌体胖大，边有齿痕，舌脉瘀阻。

辨证分析："二阳之病发心脾"，盖脾胃为后天之本，气血生化之源，凡病之生，多由脾胃，百病之成，必伤脾胃。身困乏力、舌质淡、苔腻、舌体胖大有齿痕、脉细，皆为脾虚湿阻之象；湿阻中焦则脾失运化，清阳不升，浊阴不降，在上病呕恶，在中病胀满，在下病带下；气血乏源，机体失养则气色萎黄；气血亏虚久则生瘀（郁），气郁则胀，血瘀则痛；脾虚失于统摄则月经量多。

诊断：脾虚湿阻，气虚血瘀之痛经、崩漏、带下。

治法：健脾化湿，养血化瘀。先以健脾化湿为主，继以健脾益气为法，把握调经三法，经前调气，气顺则血和；经期调血以行统摄，引血归经；经后调补，益气养血。

方药：（自拟方）柴胡 10g，枳壳 15g，白术 30g，茯苓 30g，白扁豆 20g，半夏 15g，陈皮 15g，葛根 20g，炙甘草 10g，藿香 20g，黄芪 30g，当归 15g，生姜 3 片，大枣 3 枚为引。6 剂。

方解：脾虚久病，虚实夹杂，何以执简驭繁？孙思邈曰："五脏不足

调于胃，胃和五脏安。"故从健脾和胃入手，脾虚不健，则湿邪羁留难化；湿邪不除，则太阴湿土永无宁日。白术，味甘苦性温，可健脾益气除湿，为补脾之猛将，《本草经疏》言："其气芳烈，其味甘浓，其性纯阳，为安脾胃之神品。"茯苓味甘淡性平，健脾利湿，《用药心法》言其为除湿之圣药，能益脾逐水，生津导气，二者相伍，增加健脾化湿之力，为君药。湿阻中焦，痞满生，藿香芳香和中化浊，为臣药。白扁豆健脾益气，除湿止带；柴胡、葛根气味皆薄，升发脾胃清阳，清阳既升，浊邪自散；陈皮、半夏理气燥湿；湿伤阳气而血瘀，当归、黄芪巧为补血汤，补气生血；枳壳合白术为枳术丸，消补兼施；取此八者健脾化湿，升阳和血，为佐药。生姜味辛，大枣、炙甘草味甘，三者为伍，辛甘化阳以资中州，故为使。全方共奏健脾化湿、益气和血之功。

二诊（9 月 19 日）：服上方 6 剂后，腹胀减轻，大便正常，脉细，舌质淡，舌体胖大，边有齿痕，苔薄白腻。药证相符，症有所减，同上方加紫苏梗 20g，厚朴 15g，加强理气畅中之力。7 剂。

三诊（9 月 26 日）：服上方后，饮食明显好转，饭量增加，无脘腹胀满，白带减少，脉细，舌淡有齿痕，苔白腻。月经将至，鉴于痛经，顺势而为，予经前调气之理气活血丹化裁。处方：柴胡 15g，枳壳 15g，香附 20g，牡丹皮 15g，鸡血藤 30g，乌药 10g，甘草 5g。7 剂。鉴于崩漏，故备经期调血方以行统摄之权，引血归经方：黄芪 30g，党参 20g，白术 30g，茯苓 20g，黑荆芥 30g，五味子 10g，麦冬 15g，仙鹤草 30g，茜草 20g，炙甘草 10g。3 剂。

四诊（10 月 15 日）：10 月 8 日月经来潮，经前两日乳房胀痛减轻，经期小腹疼痛、下坠、腰部酸痛明显减轻，仍恶心、呕吐，次日经量多，连服备方 3 剂，经量明显减少，经后身困乏力，脉细，舌质淡，舌体胖大有齿痕。经过健脾化湿、经前调气的治疗，湿邪减轻，痛经、崩漏显效；经后治以调补、健脾、养血为法。处方：黄芪 30g，当归 15g，白芍 20g，熟地黄 15g，山茱萸 15g，蒸何首乌 20g，白术 30g，茯苓 30g，白扁豆 20g，薏苡仁 30g，炙甘草 10g，焦山楂、焦麦芽、焦神曲各 15g。10 剂。

按以上三法，分段有序地辨证治疗 3 个月，诸症明显好转，气色由萎黄变为红润，月经正常，痛经、崩漏痊愈。嘱其规律饮食，再配合食疗食养，以山药薏苡仁粥、参芪粥养胃气。2009 年 9 月 25 日来告知，已怀孕 1

月余。

按语：女子以血为本，脾胃乃气血之源，故法当补气健脾，养血调经。本案属脾虚湿阻，气虚血瘀之痛经、崩漏、带下病，其病机与脾胃关系密切。故以调理脾胃为主线，将调经三法贯穿始终，根据病情虚实分段，有序论治，可获良效。治以健脾化湿、养血化瘀为大法，先以健脾化湿为主，继以健脾益气为法。调经三法，各有主方：经前调气，予以理气活血丹，气顺血和，诸痛释然；经期调血，予以引血归经方，以行统摄之权，"开源节流"也；经后调补，益气补血，终获良效。

案二　胃痛闭经脾肾虚，健脾补肾益化源

薄某，女，46岁，河南巩义市人。2008年11月14日来诊。

现病史：胃痛，饱胀，嗳气，纳差2年，近日加重。素来饮食不节，形体消瘦，面色萎黄无光泽，便溏，白带多，腰痛畏寒，背沉痛，闭经半年，脉沉细，舌质淡，舌体胖大，边有齿痕，苔薄白，舌脉瘀阻。2007年胃镜示：红斑胃炎；2008年10月胃镜示：红斑渗出性胃窦体炎。

辨证分析：素体脾肾阳虚，失于温煦，中阳不健，故见胃痛、纳差、饱胀、嗳气、畏寒、肢冷、背沉痛；脾胃虚弱，化源不足，气血亏虚，故见消瘦、萎黄、面无光泽、闭经、脉沉细、舌质淡。

诊断：脾肾阳虚，气血瘀滞之胃痛、闭经。

治法：温中散寒，补气健脾。

方药：理中汤合良附丸加减。白术30g，干姜10g，茯苓20g，芡实15g，焦扁豆20g，柴胡10g，枳壳15g，香附20g，高良姜10g，桂枝15g，紫苏梗20g，藿香梗20g，莱菔子10g，刀豆10g，川厚朴15g，7剂。

用法：草药用凉水浸泡40分钟至透，文火煎煮30分钟，滤过另置；再加开水煎煮40分钟，滤过，两汁合并，每日2次，空腹温服。

胃康胶囊3瓶，每次4粒，每日3次，饭后1~2小时服。

方解：本案因脾胃虚寒，纳运升降失司，化源不足而诸症生，治当温中散寒，补气健脾。白术味甘苦性温，健脾益气；干姜味辛性热，入肺、脾、胃、肾经，可温中回阳，取理中之意，白术、干姜配对之妙，可温中健脾回阳，为君药。脾喜燥而恶湿，茯苓渗湿健脾；焦扁豆味甘温而气香，入脾、胃经，善和中化湿，健脾止泻；芡实味甘涩，健脾益肾而止泻；刀豆甘平微温，入胃、肾经，能降气止呃，温肾助阳，取此四味药渗湿健脾之功，共助君药补气健脾，为臣药。寒为阴邪，易伤阳

气，桂枝味辛甘性温，透达营气而散风邪；良附丸温中行气，祛寒止痛，与补气健脾之药配伍，可温补复阳理中焦；柴胡、枳壳一升一降，使清阳升而浊阴降；藿香梗、紫苏梗芳香醒脾开胃，善理胃肠之滞气；炒莱菔子、川厚朴消积下气，取此九味药温中健脾，理气宽中，调畅气机，为佐药。以姜枣为引，作使也。全方共奏温中祛寒、健脾益气、行气止痛之功。与胃康胶囊配伍，补气健脾，理气化瘀，和胃调经而止痛，异病同治也。

二诊（11 月 21 日）：胃痛、饱胀、嗳气均止，饥饿欲食，食多则胀，嗳气，大便不爽，余症同前。同上方去桂枝、刀豆、芡实，加薏苡仁 30g，加强淡渗健脾之力。7 剂，水煎服。

三诊（11 月 28 日）：便溏不爽，背痛沉重，脉细，舌质淡红，苔薄白，边有齿痕，舌脉瘀阻。久痛必瘀，胃痛、闭经、背痛、舌脉瘀阻，皆为气虚血瘀，气血大亏之象，故当大补脾肺之气以资化源，使气旺血生而瘀化痛止。调方：黄芪 30g，当归 15g，白术 20g，枳壳 15g，茯苓 20g，桂枝 15g，赤芍 15g，片姜黄 15g，羌活、独活各 15g，槟榔 15g，甘草 10g。10 剂，水煎服。

四诊（12 月 9 日）：月经复来，背痛减轻，有食欲，食量增加，大便通畅，每日 2 次，舌脉同前，同上方 14 剂。

五诊（2010 年 1 月 3 日）：饮食好，体重增加 3.5kg，面色白皙、红润、光泽有神，饮食不当则便溏、口臭，舌质淡红，苔薄白，边有齿痕。治宜补气健脾扶其正，消积导滞祛其邪，配合食疗、食养巩固之。处方：太子参 30g，白术 20g，茯苓 20g，枳壳 15g，炒莱菔子 15g，槟榔 15g，蒲公英 30g，白头翁 30g，马齿苋 30g，葛根 20g，焦山楂、焦麦芽、焦神曲各 15g，甘草 10g。7 剂。另以枳术消积浓缩丸治疗，每次 6g（50 丸），每日 3 次。嘱患者平素注意饮食调护，以粥养胃气，"面穗蛋花汤"尤宜，因其易于消化，营养丰富，以免食复之教训重演。

按语：内伤脾胃，百病由生。本案患者素来饮食不节，屡伤脾胃以致化源不足，出现胃痛、消瘦、萎黄、闭经等症状。欲复化源，首当健脾；欲祛其邪，尤先消积。故健脾消积，法贯始终。久病必瘀，气虚血瘀，虚实夹杂，治以补气活血，通经活络，气足血和，月经复来，诸症渐消，体重增加，气色红润、靓丽。疾病因饮食不节而多次复发，故叮嘱患者饮食有节，食疗食养以促康复，并枳术消积丸，随时以消积导滞、消补兼施之法调理，终以胃康胶囊益气健脾、活血消瘀巩固善后。

案三　脾肾虚寒痛经证，温补脾肾获痊愈

丁某，女，24 岁，郑州市人。2010 年 5 月 21 日初诊。

现病史：痛经 12 年。素来手足厥冷，泛恶，纳差食少，腹胀，便溏，经前乳房胀痛，经来当天腹痛，月经周期准，伴面色苍白，冷汗淋漓，经量多、色暗（末次 4 月 28 日，经行 7 天），心烦易怒，失眠，小腹坠胀、发凉，白带多，脉沉细，舌质淡，苔薄白，舌体胖大有齿痕，舌脉瘀。

辨证分析：痛不通，气血壅。经欲行而气机郁滞，故见经前乳房胀痛、心烦易怒、失眠、小腹坠胀、白带多；经来腹痛、量多色暗，此为血瘀气滞之故；脾胃虚弱，化源不足，故见脉细、舌淡、体胖大；气虚血瘀则舌脉瘀阻。

诊断：肝郁脾虚，气滞血瘀之痛经。

治法：疏肝健脾，理气活血。

方药：理气活血丹加减。柴胡 15g，枳壳 15g，白术 30g，茯苓 30g，香附 20g，三棱 8g，莪术 8g，玫瑰花 10g，代代花 10g，紫苏梗 30g，鸡血藤 30g，黄芪 30g，吴茱萸 10g，乌药 10g，炙甘草 10g。4 剂。

方解：痛经的病因有很多，但气滞血瘀为其主因。气为血之帅，血为气之母，气行则血行，气滞则血凝。调经先理气，柴胡辛苦微寒，升散疏泄，为疏肝解郁之要药；香附甘辛微苦而平，归肝、脾、三焦经，辛行苦泄，善于疏理肝气，调经止痛。《本草纲目》曰："香附乃气病之总司，女科之主帅……利三焦，解六郁，消饮食积聚，妇人崩漏带下、月候不调、胎前产后百病。"现代药理研究证明，香附能降低子宫收缩力和张力，有明显的调经止痛作用。故柴胡、香附为调经之要药，二者疏肝理气，解郁止痛，为君药。气滞血瘀，活血行气则痛止，鸡血藤补血养血，治妇人血瘀血虚之月经病；痛不通，气血壅，三棱味辛苦性平，偏于破血，《日华子本草》曰："……治妇人血脉不调，心腹痛，落胎，消恶血，补劳，通月经"；莪术味辛苦性温，偏于行气，《药品化义》云："蓬莪术味辛性烈，专攻气中之血，主破积消坚，去积聚癖块，经闭血瘀，仆损疼痛。"取此二味药破血行气、消积止痛之功，为臣药。脾胃乃气血之化源，白术、黄芪、茯苓甘温补气健脾；寒性凝滞，吴茱萸辛温大热，温营血暖厥阴，抵少腹治经寒；乌药味辛性温，理气散寒；枳壳、代代花、玫瑰花、紫苏梗善理气解郁，活血止痛；取此九味药温经散寒，破瘀活血，理气止痛，为

佐药。炙甘草补中益气，调和诸药，为使药。全方共奏理气开郁、养血活血、温经止痛之功。

二诊（5月25日）：服药后矢气多，腹胀消，睡眠好转，仍乳房胀痛，心烦，少腹阵发性下坠，白带多，便溏恶臭，嗜食肉类，脉细，舌质淡红，舌体胖大，苔薄白，舌脉瘀。月经将至，同上方加牡丹皮20g，山楂30g，增强活血消积之力。3剂。鉴于患者崩漏，故备引血归经方：黄芪30g，党参20g，白术30g，茜草15g，香附15g，黑荆芥20g，藕节30g，牡丹皮10g，炙甘草10g。月经来潮、量多之前煎服，引血归经，以行统摄之权，防出血过多，耗伤气血。

三诊（6月18日）：5月28日月经来潮，疼痛大减，服备方3剂，经量明显减少，少腹下坠，胀轻，月经7天净，肢冷、困乏减轻，睡眠好转，白带减少，矢气多，排便爽，脉细，舌质淡红，苔薄白，舌体胖大，边有齿痕。经后须健脾养血，固本防复，调方：黄芪30g，当归15g，白术30g，茯苓30g，枳壳15g，白芍20g，鸡血藤30g，党参20g，香附20g，熟地黄15g，川芎15g，炙甘草10g。7剂，水煎服。

四诊（6月25日）：月经今日来潮，经前紧张综合征减轻，经来不痛，脉细，舌质淡红，苔薄白，舌体胖大有齿痕，继服理气活血丹巩固。

按语：治疗月经病的经验，主以调经三法：经前调气，气顺血活，以缓解经前紧张综合征；经期调血，引血归经，防崩漏之患；经后调养，补气健脾，养血固本以防复。

4. 产后

案一　产后血虚风邪中，补气养血诸痛消

李某，女，27岁，郑州市民。2010年4月10日初诊。

现病史：产后头痛两个月，多方治疗无效。月子受风，畏寒肢冷，两侧头痛，眼眶痛，视物不清，颈肩部痛，少乳，月经已来，经量多，行经4天，脉沉细无力，舌质淡红，有瘀斑，苔薄白，舌脉瘀。

辨证分析：产后气血亏虚，血虚受风，故见头痛、畏寒、身痛；目得血而能视，血虚失养，故见视物不清；脾虚失运，化源不足，加之月经早来，失血过多，故见少乳、脉细；气虚血瘀，故见舌有瘀斑、舌脉瘀。

诊断：产后血虚，贼风入中。

治法：益气健脾，养血活血。

方药：补血汤加味。生黄芪30g，当归15g，白术30g，党参20g，山

楂 20g，枳壳 15g，鸡血藤 30g，川芎 15g，桑枝 30g，桂枝 15g，甘草 10g，生姜 5 片，大枣 5 枚为引。7 剂，水煎服，日 1 剂。

方解：产后气血亏虚，风寒乘袭，治以补气养血。生黄芪味甘性温，归脾、肺经，能大补脾肺之气，气旺血生，为君药。当归味甘性温，归肝、心、脾经，辛香质润，长于和血补血，《日华子本草》云："主治一切风，一切血，补一切劳，破恶血，养新血。"合君药巧为当归补血汤，补气生血，为臣药。白术、党参相须为用，健脾益气，以资化源；治风先治血，血行风自灭，鸡血藤、川芎、桑枝、桂枝、葛根温通活络，养血止痛；焦山楂、焦麦芽、焦神曲消食化滞，以复脾运；取此十味药补气健脾、活血通络、祛风止痛，为佐药。甘草调和诸药，为使药。全方共奏补气生血、健脾和胃、祛风通络之功。

二诊（4 月 17 日）：头痛减轻，纳少，畏寒，身痛，脉沉细无力，舌质淡、有瘀斑，苔薄白。药证相符，症有所减，同上方加白芷 15g，防风 10g，加强祛风止痛之力。7 剂。

三诊（4 月 24 日）：头痛明显减轻，不畏寒，眼眶、周身痛止，午后腹胀，大便溏，每日 2 次，脉细，舌质淡红，瘀斑减少，齿痕轻，舌脉瘀。证属血充风祛，脾虚未复，同上方加白扁豆 20g，陈皮 15g，加强健脾和胃之力。7 剂。

四诊（5 月 4 日）：头痛、眼眶痛、身痛皆愈，饮食尚好，乳汁增多，大便成形，每日 1 次，脉细，舌质淡红，苔薄白。嘱饮食调养，避风寒，勿劳累，不用服药。

按语：产后血虚受风，血不能速生，气当立回，阳生阴长，故补气即可生血，因此当归补血汤是治疗的关键。诸痛皆因血虚风中，络脉闭塞，不通则痛；治风先治血，血行风自灭，此乃辨证论治之果，非头痛医头、脚痛医脚之法可比。

案二　人流术后大出血，补气活血归其经

李某，女，26 岁，新郑人。2005 年 8 月 23 日来诊。

现病史：早孕 44 天，于 7 月 23 日做人流术后恶露不尽 1 个月，屡治不止。少腹痛，口干鼻燥，脘腹痞满，纳差，身困乏力，虚汗淋漓，脉沉细无力，舌质淡，苔薄白，舌体胖大有齿痕。

辨证分析：人流术后元气大伤，瘀血不去，新血不生，血溢脉外则恶露不止；失血过多，则见一派气血亏虚之象。

诊断：气虚血瘀，恶露淋漓。

治法：补气活血，以行统摄。

方药：引血归经汤加味。黄芪 30g，党参 20g，茯苓 20g，白术 30g，当归 5g，黑荆芥 30g，仙鹤草 30g，茜草 20g，益母草 30g，炒贯众 15g，炒香附 20g，山茱萸 20g，炙甘草 10g。3 剂，水煎服。

方解：人流术后恶露月余未尽，元气大伤，黄芪、党参、炙甘草大补元气，为君药。白术、茯苓健脾渗湿，为臣药。当归补血汤补气生血；仙鹤草、茜草、益母草化瘀止血，祛瘀生新，可促进子宫恢复；炒贯众、炒香附凉血宁血，理血中之气而止痛止血；气随血脱，山茱萸以酸敛之，共为佐药。黑荆芥引血归经，为使药。全方共奏补气活血之功，以行统摄之权。

二诊（8 月 26 日）：服两剂后出血明显减少，3 剂后仅有少量出血，饭后腹胀，仍口燥咽干，脉沉细无力，舌质淡，苔薄白，舌体胖大有齿痕。继以上方加炒白芍 20g，焦山楂、焦麦芽、焦神曲各 15g，7 剂。

三诊（9 月 23 日）：恶露尽，胃不痛，食欲转好，精神好，予以八珍益母膏补气养血，祛瘀生新治之。

按语：人流术后出血多，其主要病机为气虚血瘀。瘀血不去，新血不生，故出血不止。治当补气健脾以复健运之职，使气足则血旺；补气健脾以行统摄之权，引血归经。

案三　产后泄泻缘伤食，健脾消积兼化瘀

刘某，女，30 岁。2010 年 3 月 26 日来诊。

现病史：产后腹泻 2 个月。产后 3 天食一只鸡，即出现胃痛，腹泻，便前腹痛，泻后痛缓，每日 2~3 次，服蒙脱石散、乳酸菌素等无效。面色萎黄，困乏无力，少乳，食肉泻甚，脉细弱，舌质暗红，尖边瘀斑，苔薄白，舌体胖大有齿痕，舌脉瘀。

辨证分析：产后体虚，饮食伤胃，脾虚失运，积滞不化，并走大肠而为泄泻；脾胃为气血生化之源，化源不足，故见面色萎黄、身困乏力、少乳、脉细；气虚血瘀，故见舌暗红、瘀斑、舌脉瘀阻。

诊断：脾胃虚弱，积滞血瘀之产后泄泻。

治法：健脾消积，益气化瘀。

方药：黑芝麻饮化裁。白术 30g，黄芪 30g，柴胡 10g，枳壳 15g，当归 10g，黑芝麻 20g，三棱 10g，莪术 10g，山楂 30g，茯苓 30g，甘草 6g，

4 剂。水煎两次，两汁合并，分 3~4 次，小量频服以利吸收，免胃虚不纳而吐泻。

方解：患者平素脾胃虚弱，产后气血两亏，又暴食伤脾胃，致使运化失司，清浊不分而泄泻，治疗首当复脾运。白术、黄芪甘温，入脾、胃经，可健脾益气，补气生血，利水止泻，为君药。柴胡、枳壳升清降浊，调畅气机，助脾运而泄泻自止，为臣药。产后气血亏虚，当归、黑芝麻补气生血；气虚血瘀，三棱、莪术、山楂、枳壳消积行气化瘀；防攻伐太过，易耗伤正气，茯苓味甘入脾经，以淡渗健脾之功反佐；取此七味药益气补血，消积破瘀，为佐药。甘草调和诸药，为使药。全方共奏益气健脾、消积止泻、养血化瘀之功。

二诊（3 月 30 日）：服药平稳，无明显效果。继服 7 剂，并空腹喝荞麦面粥，每日 2 次，以达下气宽肠、消积祛秽、健脾止泻之效。

三诊（4 月 6 日）：腹泻大减，便溏，每日 1 次，便前无腹痛，余症如前。证属积消邪去正未复，同上方去柴胡，加香附 20g，党参 15g，吴萸连 15g，加强补气活血之力，12 剂。配结肠舒所丸 1 袋，以补气健脾，和血化瘀，每次 6g，每日 2 次。

四诊（4 月 18 日）：大便成形，每日 1 次，食欲转好，奶水增多，面色稍红润，体力恢复，脉细稍有力，舌质暗红好转，仍有瘀斑。同首方去柴胡，加党参 20g，鸡血藤 30g，赤芍、白芍各 15g，以补气健脾，养血和血，固本善后。14 剂。

按语：或问黑芝麻饮能治产后泄泻乎？①芝麻含油，功效润肠通便，何以止泻？《神农本草经》可回答：黑芝麻"主伤中虚羸，补五内，益气力"。产后大虚，虚者补之，故用之以补五内，益气力。②方中三棱、莪术破血逐瘀，产后气血大虚，敢用吗？万修堂第五代传人赵桂梧先生说："产后多虚、多瘀，黑芝麻饮就是针对此病机的祖传验方。气随血脱，实为气血俱虚，气虚无力帅血而行，故血行瘀滞；血瘀反致气滞，故虚与瘀并存，故当补气活血化瘀，气血并治，二者相辅相成。如产妇临盆备独参汤，以防气随血脱，防患于未然，正所谓血不能速生，气当立回。又如产妇食疗首选血肉有情之品'当归生姜羊肉汤'，倍黄芪温中补虚，亦可补气生血，为阳生阴长之理也！"世人喜补恶泻，故多有补之不当，加之暴饮暴食，嗜食肥甘厚腻，使脾胃受损，积滞不化，导致胃痛、泄泻等胃肠疾病多发；或产后多虚，风寒外袭，经络痹阻而头痛、身痛、关节痛痹等，此类病证概称"月家疾"，皆需围绕"虚"与"瘀"的病机治疗，以黑芝麻饮为基本方，辨证论治，多取良效。

四、儿科验案

1. 疳积

案一　中西理念同中异，小儿疳积明此理

石某，男，10岁，小学生。2010年2月2日来诊。

现病史：自幼体弱，易感冒，咽痛，咳嗽，扁桃体肿大化脓，高热，约半个月复发一次，辄以输液抗感染治疗，热虽退，但胃痛、饱胀、嗳气、口臭、便秘等症状更重。打鼾，流涎，磨牙，俯卧，面色黧黑，眼圈黑，消瘦（体重不足30kg），低热，身困乏力，手足心热，自汗盗汗，大便干黑如羊屎，3~4天1次，脉细弦数，舌质红，舌体胖大有齿痕，苔花剥，舌脉瘀，口唇紫红。郑大一附院检测示：免疫球蛋白A偏低。

辨证分析：纳差食少，积滞化热，受凉感冒，反复发作，扁桃体肿大化脓，辄以抗菌消炎，屡伤脾胃，故见胃痛、饱胀、嗳气、口臭、磨牙、便秘等一派疳积证候；恶性循环，难出怪圈，愈演愈烈，更伤中气，故见面色黧黑、消瘦乏力、自汗盗汗、脉细数、舌质红、花剥苔、舌脉瘀、口唇紫红等气阴两虚之疳积证候，如此煎熬8年，故见身困乏力。

诊断：脾失健运，气阴两虚之小儿疳积。

治法：先以"消积导滞，通腑泄热"祛邪治标，继以"养阴益胃，补气健脾"扶正固本。

方药：枳术消积丸化裁。生白术20g，炒枳实15g，炒莱菔子15g，槟榔15g，牵牛子12g，焦山楂、焦麦芽、焦神曲各15g，三棱8g，莪术8g，牡丹皮15g，连翘15g，辽沙参20g，甘草10g。7剂，水煎两遍，合并早晚分服。

疳积消颗粒2袋，每次4g，每日3次，温开水送服。

方解：脾虚胃弱，纳运失司，饮食不化，积热于内，气阴耗竭，积久成疳证。鉴于虚中夹滞，治以消补兼备最为稳妥，故以枳实、白术消补兼施，为君药。积不去则热不除，腑以通为用，故当消积导滞，通腑泄热祛其邪。炒莱菔子味辛甘性平，入脾、胃、肺经，可下气消食化痰，有推墙倒壁之力；槟榔味苦辛性温，入胃与大肠经，能消积导滞，破气通便，取此二者助君药消积导滞，为臣药。积热胃肠，积不去则热不退，故当消积

通腑以泄热，牵牛子味苦性寒，入肺、肾、大肠经，消积泻下，主治积热夹食、大便秘结、宿食不化等；焦山楂、焦麦芽、焦神曲可消积健胃助消化；气滞则血瘀，三棱、莪术行气破血，消积化瘀；积热伤阴而瘀，当凉血散瘀，清热解毒，牡丹皮辛苦微寒，可清热凉血，活血化瘀；连翘苦微寒，入心、胆经，能清热解毒，消肿散结；胃喜润恶燥，润则和降，辽沙参味甘性微寒，入肺、胃经，可养胃生津，润肺止咳；取此九味药消积导滞，破气化瘀，清热益阴，为佐药。甘草味甘，解毒而调和诸药，为使药。全方共奏消积导滞、益脾养胃、消补兼备之功。

二诊（2月9日）：胃较前舒服，食欲好转，食量增加，磨牙少，大便由干变软，排便顺畅，每日1次，脉细数，舌质尖边红，舌脉瘀。药对病机，症有所减，继以上药10剂，疳积消颗粒2袋。

三诊（4月23日）：胃痛止，腹胀消，饮食及体重增加，无自汗、盗汗、身困、乏力等症状，脸色白中微红，有精神，大便成形，呈黄色软便，每日1次，近两个月未感冒发热，脉沉缓较有力，舌质淡红，苔薄白。证属邪去正复，以补气健脾，和胃消食，固本防复治之。处方：黄芪30g，党参15g，炒白术15g，茯苓20g，炒枳壳15g，当归10g，焦山楂、焦麦芽、焦神曲各15g，鸡内金15g，炒莱菔子15g，甘草10g。20剂。

四诊（7月2日）：7个月未感冒发热，扁桃体无肿大，咽腔无充血水肿，能吃能睡，饮食增加，脸色红润有精神，体重增加16kg（体重38kg），大便正常，脉沉缓有力，舌质淡红，薄白苔。此为邪去正复，不用服药，嘱饮食有节即可。

按语：小儿脏腑娇嫩，易虚易实。虚者，脾也，健运失司；实者，邪也，积滞不化，更伤脾胃。常因喂养失当、六淫外袭损伤胃肠，因而积滞化热，耗气伤阴而成疳积之证。本案患儿自幼纳差，积滞不化，内热耗气，抗病能力低下，易受外感，正所谓"没有内邪，不遭外患"，可见内因是决定因素。患儿反复感冒，发热，扁桃体肿大化脓，辄用抗炎消炎药治疗，屡伤脾胃，使脾虚更甚，致使纳运失司，化源不足，正不御邪，恶性循环，煎熬8年，难出怪圈。当前流行一种"以病为本"的治病风气，针对高热、咽喉肿痛、扁桃体化脓等症状而采用常规的"对抗疗法"，既抗炎消炎。然而，此种治疗犹如一场恶战，不是两败俱伤，就是虽胜犹败。本例患儿正不御邪，易感冒，扁桃体化脓，抗炎消炎疗法无可非议，但由此引发的副作用也显而易见：刺激胃肠，白细胞降低，枯竭化源，正气愈虚，更招致外感频发，愈犯愈频，煎熬八年亦难出怪圈。中医治疗则不然，坚持以人为本，脾胃乃后天之本，生命之本，正气之本和康复之本。人之生，胃气为本，正所谓"有胃气则生，无胃气则亡"，应当时刻保护好脾胃。脾气既虚，首当固本，胃肠属腑，泻而不藏，以通为用，以泻为补。本案证属虚中夹积，治当消补兼备，不可偏废。积滞成疳，邪实为重，积不去，热难除；邪不去，正难复。故必先消积导滞，通腑泄热，祛邪治其标；继而养阴益胃，补气健脾，扶正固其本。先用汤者，荡也，功专力大，消积导滞，通腑泄热；后以疳积消颗粒者，缓缓消积导滞，和中益胃，补锌钙，和气血，祛邪以扶正；终以补气健脾，固本防复，收其全功，此临证用药之技巧也。急则治其标，缓则治其本，标本缓急，论治有序，方能事半功倍。详观辨证论治全过程，尽可知也。自古至今的医案之所以受欢迎，是因为它不仅是文献与经验的载体，也是理论与实践完美结合的范例，此外，医案亦是经实践检验过的鲜活实例，成败全在其中，读之有鱼与熊掌兼得之感。故有"好病案是本书""读医不如读案"之论。

案二　积滞化热吐泻症，消积导滞胃肠宁

郁某，男，12岁，郑州市学生。2008年11月13日来诊。

现病史：熟睡时磨牙1年。素有偏食、厌食、爱喝饮料的习惯，面黄黧黑，失神有斑，消瘦乏力，大便干溏交替，辄因饮冷纳凉即呕吐、腹泻，脉沉细，舌质淡，舌体胖大有齿痕，舌苔黄腻。

辨证分析：自幼脾胃虚弱，饮食不节，重伤脾胃，化源不足，故见面黄黧黑、失神有斑；积滞化热，阴火上炎，故见磨牙、口臭；脾虚失运，故见呕吐、腹泻、舌质淡、苔厚腻、舌体胖大有齿痕、脉沉细。

诊断：脾胃虚弱，积滞不化之吐泻。

治法：消积导滞，益气健脾。

方药：芍药甘草汤加味。槟榔15g，牵牛子10g，山楂20g，炒莱菔子15g，威灵仙20g，白芍20g，甘草10g。5剂，水煎服。

方解：脾虚失运，食积不化，积滞化热，故当消积导滞祛其邪，积消则热除。槟榔味苦辛性温，归胃、大肠经，善行胃肠之积气，长于消积导滞。牵牛子苦寒有毒，归肺、肾、大肠经，能泻下消积杀虫，二者相须配对增其功，故为君药。山楂酸甘微温，消食化积，行气散瘀为其长，《本草纲目》云"化饮食，消肉积"；莱菔子辛甘平，可消食除胀，取二者消积除胀之功，为臣药。积去热除，但拘挛抽掣未止，威灵仙辛散温通，性猛善走，通行十二经，尤善治拘挛掣痛，《药品化义》云："灵仙，甚猛急，善走而不守，宣通十二经络。"芍药甘草汤酸甘化阴，滋阴养血，缓急止痛，专治阴虚筋脉失养所致拘挛之症，现代研究亦表明其有抑制平滑肌痉挛的作用，故取威灵仙、白芍、甘草缓急制挛，为佐药。甘草调和诸药，为使药。全方共奏消积导滞、缓解痉挛之功。

二诊（2009年1月20日）：睡时磨牙大减，偶尔几声，不持续，脉细，舌质淡。药证相符，症有所减，继上方再服7剂。

三诊（2月3日）：面色由黄黑转白，有精神，色斑渐消，不再磨牙，食欲好转，食量增加，脉缓弱，舌质淡红，舌苔薄白。此为积消热去，脾虚未复，治当健脾益气，固本防复，调方：太子参15g，白术20g，茯苓15g，白扁豆15g，焦山楂、焦麦芽、焦神曲各15g，炒莱菔子10g。8剂。

四诊（4月10日）：食欲正常，形体较前偏胖，磨牙消失，因学业繁忙，想服用中成药以巩固治疗。嘱饮食调养，无需服药。

按语：小儿因食积化热而致磨牙者，甚为常见。盖龈者胃之络，齿乃骨之余，齿与龈皆居于口，脾胃虚弱，积滞于中，谷气下流，阴火乘胃，灼阴而拘挛抽掣，磨牙作矣。积滞郁而化热，肺胃阴伤，土不生金，金难生水，真阴亏而阴火上炎，形成恶性循环。积消则热除，脾健则纳运复，标本兼治，邪去正复矣！

案三　面黄肌瘦之疳积，积消脾健化源充

张某，男，13岁，郑州市小学生。2010年2月22日初诊。

现病史：纳差挑食，饮食无味，面黄肌瘦，夜卧不安，大便干结，畏寒，身困乏力，脉细无力，舌质淡，舌体胖大有齿痕。

辨证分析：素体脾胃虚弱，故见纳差、挑食、厌食、便秘；积滞于中，胃不和则卧不安，故见夜卧不安；气虚卫阳不固则畏寒；脾主肌肉和四肢，虚则不运，化源不足，则面黄肌瘦、困乏无力、脉细、舌淡、舌体胖大有齿痕。

诊断：积滞胃肠，纳运失司之厌食症。

治法：消积导滞，益气健脾。

方药：枳术消积丸化裁。白术20g，茯苓20g，枳实15g，焦山楂、焦麦芽、焦神曲各15g，炒莱菔子15g，槟榔10g，牵牛子6g，鸡内金15g，甘草6g。7剂。

疳积消颗粒1剂。每次4g，每日3次，冲服。

方解：胃主受纳，虚则不纳，故不欲食；脾主运化，虚则不运，故纳而不运，积滞不化。白术，甘苦而温，健脾益气，《本草通玄》云："补脾胃之药，更无出其右者。土旺则能健运，故不能食者，食停滞者，有痞积者，皆用之也。"茯苓味甘，入脾经，健脾补中，助白术渗湿健脾，共为君药。枳实辛行苦降，善破气除痞、消积导滞；炒莱菔子利肠胃之气，主治不思饮食，饮食停滞，为臣药。焦山楂、焦麦芽、焦神曲、鸡内金消积开胃；牵牛子、槟榔消积导滞；取此六味消食导滞，为佐药。甘草调和诸药，为使药。全方共奏益气健脾、消积导滞之功。

二诊（3月4日）：食欲好转，大便不干，每日1次，余症如前。再服13剂。

三诊（3月20日）：食欲好，饭量增加，面有光泽，睡眠安稳，大便不干，每日1次，仍畏寒，脉细，舌质淡，舌体胖大有齿痕，苔薄白。证属积消邪去，脾运未复，以温中健脾，和胃消积治之，使脾运得复，处方：白术20g，茯苓20g，枳壳15g，黄芪20g，桂枝12g，干姜10g，炒莱菔子15g，槟榔10g，牵牛子10g，山楂30g，麦芽20g。12剂。

四诊（4月5日）：畏寒消失，气色好，面有光泽，食欲好，脉细，舌质淡红，舌体胖大有齿痕。此为积消脾虚未复，予香砂六君丸巩固之。

按语：胃主受纳，脾主运化。小儿脾胃功能尚弱，复加饮食不节、偏食、挑食以及喂养不当，皆可伤其脾胃。胃伤而纳减，脾伤而运迟，因而厌食、积滞频发，进而导致化源不足而面黄肌瘦、内有积热、抗病能力低下、易外感。临床对于感冒、发热、咳嗽，甚至扁桃体肿大化脓等，输液抗感染治疗已成常规，岂不知此法更伤脾胃，易使体质下降，病情反复？这忽视了治病必求于本的原则，脾胃是后天之本，亦是抗病之本、康复之本。中医治病以人为本，健脾护胃，消积导滞，扶正祛邪，脾胃功能恢复，气血化源充足，五脏六腑、四肢百骸皆得其养，则"正气存内，邪不可干"，何患之有？

案四　纳差食少之疳积，消积化疳促康复

李某，女，2岁6个月，住密县白砦。2012年4月4日初诊。

现病史：（患儿母亲代诉）幼时缺母乳，以奶粉、肉松、蛋黄等喂养，渐至纳差，厌食，便秘，消瘦，低热，俯卧不安，流涎，口臭。

辨证分析：母乳养儿增免疫，喂养不当伤胃气，故纳差消瘦形成疳积。

诊断：积滞不化，气阴俱伤之疳积。

治法：消积化疳，益气养阴。

方药：疳积消颗粒 1 袋（100g/袋），每次 2g，每日 3 次，冲服。改变喂养方法，以食疗食养、粥食为主。以山药大枣粥、果蔬汁、鸡蛋羹、奶粉养胃气，增营养，勿食肉。

食疗方：炮穿山甲 70g，醋鳖甲 70g，醋龟甲 70g，鸡内金 100g，生牡蛎 70g，醋三棱 30g，莪术 30g，山楂肉 60g，羊肝粉 50g，共计 550g；辅料为白糖 150g，红糖 150g，山药粉 130g，葡萄糖酸锌 10g，硫酸亚铁 10g，共计 450g，将药研磨为细粉，与白糖粉混匀。红糖、白糖熬水与山药粉勾芡为糊，加乙醇调和药粉制粒，低温烘干，分装密封，干燥阴凉处保存。服量：周岁内小儿每次 1g，1~2 岁每次 2g，3~4 岁每次 3g，5~6 岁每次 4g，7 岁以上每次 5g。每日 2~3 次，餐前服用，开水或稀汤送服，也可烙成薄焦饼作食疗。方法：用适量白面粉、鸡蛋、芝麻、盐等辅料，再入 5 日药剂量，烙成薄饼，口味香脆甜，小儿更易接受。

方解：小儿为稚阳之体，脏腑娇嫩，脾胃虚弱，正气未充，易虚易实。乳食不当，饥饱失宜，寒温失度，最后均可导致胃肠功能紊乱而纳运失常，乳食不化。患儿轻则厌食，重则吐泻，失治误治，重伤脾胃，食积气滞，郁而化热，气阴耗伤，日久成疳。疳者，潮热盗汗、羸瘦腹大、毛发干枯成绺、消化不良，故治疗当消食健脾，祛邪扶正。鸡内金甘平，入脾、胃经，甘能健脾强胃，生发胃气，消中兼补，又能养胃阴，生胃津，消瘀积，为健脾消食圣药，凡食积内停所致之证皆可用，尤适宜用于脾虚食积、积久耗气伤阴之小儿疳积。现代研究证明鸡内金含有胃激素和角蛋白，不含任何消化酶，治疗作用缓慢而持久，其原因是此药被体力吸收后，可通过体液因素而兴奋胃壁的神经及肌肉装置，从而促进胃液分泌，使酸度增高，消化力增强，进而加强胃肠运动，排空加快。本方用之，取其健脾强胃之功，为治本之策，故为君药。食积既成，气滞血瘀，山楂酸甘微温，甘能健脾，酸能开胃，可消食健脾，活血散瘀，促进胃液分泌而助消化，其功效尤以消油腻肉积为长，为治疗油腻积滞、小儿疳积之要药；三棱、莪术破血行气，消积止痛，本方取三味药健脾开胃，化积活瘀止痛，助君药健脾强胃，化积行气，促进消化，为臣药。积久气阴耗伤，潮热盗汗，取龟甲、鳖甲、牡蛎等咸寒之品，其咸能入血走阴，入肾生水，滋阴潜阳，壮水之主，以制阳光也；寒能清热，为治疗阴虚阳亢、潮热盗汗之要药；其所含骨胶原、角蛋白、钙、碘、维生素 D 及多种氨基酸能促进钙吸收，补钙强骨。羊肝粉含大量锌元素，既补锌消食健胃，又营养丰富，是食补之妙品，可治小儿厌食。山药甘平，入脾经，能健脾益肾，补气养阴，味甘而多汁，既能补脾气又能补脾阴。本方取此五者滋阴清热，补锌钙强骨，为佐药。红糖、白糖甘酸化阴，和缓益脾，调和诸药，为使药。全方共奏健脾开胃、消积化疳、行气活血之功。此方可改善循环，调理胃肠，补钙壮骨，加锌增食，促进消化，均衡营养，这正与儿童营养缺乏症的病机相符合。精制颗粒剂者，甘甜方便，为小儿所喜。

二诊（4 月 20 日）：服药加食养半月，病情明显好转，食欲好，食量增加，无便秘，无低热，不俯卧，流涎、口臭消失，精神好，不烦躁。药证相符，法合病机，久病初愈，继依上法巩固半个月后，嘱以食养。

按语：胃肠属腑，以通为用，疳积之治应消积导滞祛其邪；脾胃为后天之本、康复之要，食养胃气扶其正，亦可助食消药布，这是治疗小儿疳积的重要法则。关于鸡内金的用法，《本草求原》中将其单味研面服，治食积腹满；《医学衷中参西录》的益脾饼治久泻完谷不化；《寿世新编》中将其与车前子研末服，治小儿疳病。还有新安县的羊肝散、猪肝散，豫西薄饼，禹州的三棱丸，郑州的鲜肝散，这些地方验方中都有鸡内金、羊肝或猪肝、山楂、三棱、莪术、山药等品。本方根据临床经验和小儿服药难的特点，设计为颗粒剂，口味甜香，服用方便，小儿乐意接受，用之多年疗效极好。

2. 贪食症

案　贪食无度积热盛，消积清热益胃阴

张某，女，1 岁 5 个月。2001 年 4 月 15 日初诊。

现病史：（患儿母亲代诉）患儿出生时缺母乳，奶粉代之，喂养 2 个月后，饥饿哭闹，食量增加，口疮、口臭、便秘日益严重，盗汗，卧不安，半岁添加辅食后，食量增大，见食即吃，嘴不能停，时有低热、五心烦热、流涎等症状，消瘦，俯卧，脉细数，舌红，苔腻，舌胖，重舌，指纹紫暗。

辨证分析：喂养不当，积热胃肠，故见消谷善饥；食量增大，脾胃俱伤，积滞不化，故见消瘦、俯卧、流涎；积热火毒，内郁外发，故见口疮、口臭、便秘、卧不安；积热耗气伤阴，故见五心烦热、盗汗、自汗、脉细数、舌红、重舌、指纹紫暗。

诊断：胃肠积热，气阴俱伤之贪食症。

治法：消积导滞，益胃养阴。

方药：（自拟方）枳壳 12g，生白术 12g，焦山楂、焦麦芽、焦神曲各 15g，鸡内金 10g，蒲公英 15g，连翘 10g，辽沙参 15g，麦冬 12g，生地黄 12g，甘草 10g。3 剂，每剂煎服两日，每日 3~4 次分服，少量频服，以免伤胃致吐。

疳积消颗粒 1 剂（100g），每次 1g，每日 2~3 次，温开水或米汤调服。

方解：积热胃肠，当消积导滞，使积去热除。鉴于小儿脏腑娇嫩，易虚易实，枳壳、生白术消补兼备，为君药。鸡内金、焦山楂、焦麦芽、焦神曲助君消积导滞之力，为臣药。胃为燥土，得阴（润）则安，蒲公英、连翘、辽沙参、麦冬、生地黄清热益阴，为佐药。甘草清热解毒，补中益气，调和诸药，为使药。全方共奏消积导滞、益胃养阴、健脾补中、通腑排毒之功。

二诊（4 月 10 日）：饥饿、口臭均减轻，大便通畅，汗少卧安。方证相符，初见疗效，同上方 7 剂以继药力，疳积消颗粒 2 袋，服法同前。

三诊（5 月 2 日）：食欲仍好，但知饥饱，大便不干，每日 1~2 次，口不臭，自汗盗汗已止，指纹淡红，舌淡红，苔薄白，舌体不胖，重舌消。积消邪去，尚需食疗食养，间服疳积消颗粒以固本防复。

按语：小儿脏腑娇嫩，易虚易实，治必稳妥。本案证属胃肠积热，邪实也。邪之所以实，缘于正气虚。《脾胃盛衰论》云："胃气盛，能食而不伤，过时而不饥。"新生儿脾胃发育尚未完善，加之奶粉喂养难以消化，使胃气重伤，积滞化热，则消谷善饥，愈食愈积，愈积愈热，恶性循环。故治当消积扶正，枳术合宜，药力既平且稳，然似乎力逊，更加消导之药以助之，再辅以清热养阴、健脾补中之药，则邪祛正复。可谓祛邪扶正，固本防复也。

3. 婴儿腹泻

案一　婴儿腹泻辨清证，用药轻灵随拨应

美某，女，8 个月。2010 年 4 月 16 日初诊。

现病史：（患儿母亲代诉）腹泻 20 天。因吃鸡蛋、鸡汤而引起发热，腹胀，腹泻，每日 4~5 次水样便，服抗生素无效，精神尚可。

辨证分析：幼儿为稚阳之体，脾胃功能尚弱，喂养不当，复加药伤，脾胃更弱，运化失职，升降失调，清浊不分而为泄泻。

诊断：禀赋不足，脾虚食滞之泄泻。

治法：消食和胃，健脾止泻。

方药：枳术汤加味。焦山楂 30g，枳壳 15g，白术 30g，车前草 30g，茯苓 30g，砂仁 10g，甘草 10g。1 剂煎服四天，每日 3 次分服。将藿香正气水加于脐贴，贴至神阙穴，干则滴药水，每日 3~5 次。

方解：宿食内停，清浊不分，并走大肠而泄泻，治宜消积导滞，健脾利湿。山楂味酸甘性温，善消肉积而止泻痢，为君药。枳壳、白术消补兼施，助君药补脾消食之力，为臣药。治湿不利小便，非其治也，车前草、茯苓渗湿利尿而止泻；砂仁芳香醒脾健胃；取此三味药渗湿健脾之功，为佐药。甘草补中益气，调和诸药，为使药。全方共奏消食和胃、健脾止泻之功。

二诊（4 月 20 日）：用药 3 天后大便溏，每日 1 次，腹胀消。药证相符，积去泻止，上方去车前草、砂仁，加陈皮 15g，莲子肉 15g，白扁豆 15g，马齿苋 30g。3 剂，每剂煎服 3 天，以健脾固本防复也。

三诊（4 月 29 日）：大便成形，每日 1 次，乳食正常，精神好，停药食养。

按语：幼儿脏腑娇嫩，气血未充，易虚易实，母乳喂养为宜，6 个月龄添加辅食，以汤、粥、羹、糊为主，蛋羹、鸡肝糊亦可，勿过早食肉，避免风寒暑湿外袭，只要合理喂养，调护有道，则患病亦少。正所谓："若要小儿安，常带三分饥与寒。"小儿脏腑清灵，随拨随应，只要辨证清楚，用药轻灵，治疗及时，病可速愈。

案二　内伤外感吐泻症，健脾和胃吐泻止

张某，男，1 岁 5 个月。2005 年 9 月 12 日初诊。

现病史：（患儿母亲代诉）腹泻 1 个月，加重 6 天。1 个月前饮食伤胃，复又受凉，出现发热、呕吐、腹泻等症状，服西药抗炎消炎后，热退、吐止、泻减，但纳差，便溏不爽，俯卧不安，流涎、口臭越来越重。

辨证分析：内伤饮食，胃肠功能紊乱，导致吐泻不止，又外感六淫，邪合而病情加剧，后经抗感染治疗而减轻。积滞未去，胃气已伤，胃肠纳运功能未复故见上症。

诊断：内伤外感，邪盛正衰之吐泻。

治法：健脾和胃，益气补中。

方药：参苓白术散化裁。太子参 12g，炒白术 12g，茯苓 15g，焦山楂、

焦麦芽、焦神曲各 10g，陈皮 10g，砂仁 4g，藿香 5g，紫苏梗 5g，甘草 4g，3 剂。每剂煎服两天，分早中晚 3 次服。

方解：积滞伤胃，需先消积导滞，健脾和胃去其邪。焦山楂、焦麦芽、焦神曲消食和胃，为君药。太子参、炒白术、茯苓补气健脾，为臣药。陈皮、砂仁、藿香梗、紫苏梗芳香醒脾，和中止泻，为佐药。甘草益气补中，调和诸药，为使药。全方共奏健脾和胃、益气补中之功。

二诊（9 月 18 日）：食欲好转，大便稍稠，每日 2 次，流涎、口臭减轻。药证相符，病有所减，继上方 5 剂，用法同前。嘱食粥养气，以食疗促进康复。

三诊（10 月 8 日）：大便成形，每日 1 次，食欲好转，食量增加，睡眠安稳，口臭等症状消失。

按语：小儿脾胃虚弱，内伤外感，当用药轻灵，解表和中，表里双解。中医常以藿香正气水肛门注射或敷脐外治，其简便易行，安全速效，最适合怕打针、难服药的小儿。若失治、误治伤脾害胃，或变生他证。素体壮者，可无大碍，脾胃弱者，不堪重负，本案即属后者。临证常见吐泻、发热，临床往往输液抗感染治疗，已成常规，无可非议。但病损胃肠，消化吸收功能的恢复尚需时日，故治疗不可千篇一律，应当辨证选优，择善而用，趋利避害。

案三　婴儿一岁泻八月　敷脐肛注渐康复

高某，男，1 岁，住新安县城关河南村。1998 年 8 月 12 日来诊。

现病史：（患儿母亲代诉）患儿 2 个月时受凉，出现发热、腹泻等症状，中西药吃遍，打针、输液、针灸、推拿都无效。如今能食、易泻，尤以喝奶粉泻重，喝汤粥泻轻，每日 4~6 次，消瘦，面黄，指纹淡，舌淡红，无苔。

辨证分析：小儿脾胃虚弱，纳运失司，多有吐泻症状；又因纯阳之躯，易外感发热，致使并发症多发。病急乱求医，或过度医疗，或失治误治，越治越乱，病何能愈？面黄、舌淡、无苔、久泻、消瘦，皆为脾胃虚弱，功能紊乱，气阴俱伤之象。

诊断：脾胃虚弱，功能紊乱之腹泻。

治法：益脾和中，固本防复。

方药：藿香正气水肛门注射，每次 5mL，每日 2 次。并以藿香正气水敷脐，干则滴药水。

方解：和中正气，健脾止泻，纠正胃肠功能紊乱。

二诊（8月12日）：上午肛门注射后，5个小时未泻。脸红，心跳加快，这是藿香正气水含酒精的缘故，加温令酒精挥发后，可继续肛门注射。

三诊（8月13日）：食疗、肛门注射、敷脐两日后，肠鸣腹泻减轻，大便稍稠，每日3次。脾虚当补，调方如下：参苓白术散。每次5g，煮10分钟，口服、肛门注射各半，每日2次。面汤食养，山药鸡子黄粥食疗。

2个月后，电话告知：腹泻止，体重增加，会走路。

按语：小儿脾胃虚弱，易虚易实，病急乱求医致使脾胃重伤，健运失司，化源不足，故见泻不止、消瘦等症状，病情越治越复杂。本案属此，故用简便的外治法益气健脾，加食疗养胃，待胃气来复则食消药布；继以参苓白术散内外分治，既益气健脾止泻，又减轻胃肠负担，合以山药鸡子黄粥，综合其功而获痊愈。

4. 婴幼儿外感发热

案　外感高热属急症，不宜拖延速退热

王某，男，3岁，郑州市人。1997年3月25日急诊。

现病史：（患儿母亲代诉）患儿恶寒发热两天。头痛，鼻塞，流清涕，咳嗽，咽痒，咽痛，早晚尤重，体温39.8℃，指纹紫红，脉浮数，舌质红，苔薄白。

辨证分析：外感风邪，肺卫失宣，故见发热、恶寒、鼻塞、清涕、脉浮数、舌质红、苔薄白；风热上受，首先犯肺，故见咽痛、咽痒即咳、早晚尤重，此皆为外感风热合并喉源性咳嗽之症状。

诊断：外感风热，肺卫失宣。

治法：疏风散热，肃肺利咽。

方药：感冒擦剂（浴剂、脐贴），清热解毒口服液。

用法：将擦剂加热至40℃，擦浴患儿胸背、腋窝、颈项、手足心等部位，干则再擦，直至皮肤潮湿，汗出热退。勿令入眼及皮损处，或将擦剂蘸湿，含水贴脐（名曰"退热脐贴"），干则再滴药水。清热解毒口服液，每次10mL，口服，每日3~4次。

方解：感冒为外邪束表，治以疏散为法，汗出则表解。桂枝辛温，发汗解肌，透达营气而散风邪，其所含的挥发油桂皮醛能刺激汗腺神经，扩张皮肤血管，使汗发热解，且能解痉镇痛，为君药。紫苏味辛性温，发散

风寒，理气宽中，其所含的挥发油紫苏醛能扩张皮肤血管，刺激汗腺神经而发汗，并能减少支气管分泌物，缓解痉挛而止咳，亦可促进消化液分泌，增加胃肠蠕动，为臣药。生姜辛温发汗，所含的辛辣素、芳香姜油能促进周围血液循环，令全身温暖发汗，为佐药。羌活味辛苦性温，发表散寒，祛风胜湿，入膀胱经，走肌表，引诸药走表发汗解热，为使药。全方四味，君臣佐使协同，共奏辛散走表、发汗退热之功。

二诊（3 月 26 日）：内服药全吐，外用药擦皮肤、贴肚脐，三次后体温渐退，咳嗽减轻。

按语：凡外感早期，一汗了之者众。中医治疗高热的外治法众多，例如民间婴幼儿感冒用烧葱姜擦浴的疗法，高热惊搐时用物理降温的疗法，而感冒擦剂也是外治法之一。筹备急诊科期间，为突显中医急救特色，全科同仁共同创制了"感冒擦剂"（浴剂、脐贴），这是根据明代吴崑《医方考》中"接汗法"所创。所谓"接汗法"，即腠理闭密，汗不易泄而表证不解，治以内服外擦，相互为用，使腠理通，汗出热退。中药擦浴退热疗法对小儿外感高热有速效，且经"现代药浴疗法"试验，对外感发热恶寒、身痛、骨节疼痛者，可浴而汗出热退，避风静养，不日痊愈。此外，还可另辟蹊径，用敷脐亦能迅速取效。此乃"一药三法"，皆外治也，其作为外感发热症的外治疗法，往往事半功倍。正如清·吴尚先在《理瀹骈文》中说："外治之理，即内治之理；外治之药，亦即内治之药。所异者法耳。"对某些疑难症而言，深究其理，广试其法，内外治法有机结合是提高疗效、避免副作用的好方法，其意义之重，方法之多，范围之广，潜力之大，值得深入研究，既可再创外治法之辉煌，又能彰显中医之特色。本疗法的疗效确切，又扩大了应用范围，经过了科研成果的鉴定，现已报河南省卫生部门备案。

附：感冒擦剂。处方：桂枝 200g，紫苏 300g，生姜 300g，羌活 100g。制法：生姜榨汁另置；余药粉为粗末，与姜渣合并，加 75% 乙醇 2000mL，渗漉法提取，滤液另置；药渣加水 500mL，文火密闭冷却回流法煎煮 5 分钟，勿令乙醇挥发，滤净；再加开水煎 500mL，煎煮 30 分钟，滤净合并，冷藏沉淀 24 小时，取上清液制成擦剂，30mL/瓶，阴凉通风处保存。